Österreichische Gesellschaft für Psychoonkologie (Hrsg.)

Jahrbuch der Psychoonkologie 1996

Springer Wien New York

Österreichische Gesellschaft
für Psychoonkologie
Berggasse 20/25
A-1090 Wien

Gedruckt mit Unterstützung des
Bundesministeriums für Wissenschaft, Verkehr und Kunst

Satz: H. Meszarics · Satz & Layout · A-1200 Wien

Gedruckt auf säurefreiem, chlorfrei gebleichtem Papier – TCF

Mit 7 Abbildungen

ISSN 0949-0213
ISBN-13: 978-3-211-82921-9 **e-ISBN-13: 978-3-7091-9476-8**
DOI: 10.1007/978-3-7091-9476-8

Inhaltsverzeichnis

Autorenverzeichnis

Berland Warren, Dr., Psychotherapeut in privater Praxis in New York City und in Rhinebeck, New York. Seit 15 Jahren auf die Arbeit mit Krebskranken spezialisiert

Bilek Hans Peter, Dr. med., Facharzt für Psychiatrie und Neurologie, Psychotherapeut, Obmann der Österreichischen Gesellschaft für Psychoonkologie, Berggasse 20/25, A-1090 Wien

Cohn-Bolletino R., Dr., Psychologin mit Privatpraxis in New York City und auf die Arbeit mit Krebspatienten und deren unmittelbare Angehörige spezialisiert. *LeShan L.,* Dr., Psychologe, arbeitet seit den 50er Jahren wissenschaftlich auf dem Feld der Krebsforschung. Er ist Autor der Bücher "The Psychosomatic Aspects of Cancer" (zusammen mit David Kissen), "You Can Fight For Your Life" (deutsch: Psychotherapie gegen den Krebs) und "Cancer as a Turning Point" (deutsch: Diagnose Krebs; Wendepunkt und Neubeginn)

Frischenschlager Oskar, Univ.-Doz., Dr. phil., Ass. Prof., Psychotherapeut (Psychoanalyse), Klinischer Psychologe, Gesundheitspsychologe, Supervisor, Lehranalytiker im Wiener Kreis für Psychoanalyse und Selbstpsychologie, Institut für Medizinische Psychologie, Severingasse 9, A-1090 Wien

Giesler Jürgen M., Dipl. Psych., Abteilung für Medizinische Psychologie und Medizinische Soziologie, Fachbereich Medizin, J. Gutenberg-Universität Mainz, Saarstraße 21, D-55099 Mainz

Holmes Constance L., Dr., Pädagogin und Mitglied des klinischen Stabs des Krebsprogrammes im St. Vincent Hospital in Worcester, Massachusetts. *Stolbach Leo,* Dr., ist dort Leiter der Abteilung für Hämatologie und Onkologie. Zusammen leiten sie das "Mind-Body"-Gruppenprogramm des Krankenhauses für Krebspatienten

Kreibich-Fischer R., Dr., Dipl. Psych., Psychotherapeutin, Psychosoziale Beratungsstelle für Tumorpatienten im Tumorzentrum Moabit, Krankenhaus Moabit, Turmstraße 21, D-10559 Berlin

Kreuziger Beate, Dipl. Krankenschwester, Chirurgische Abteilung, Kaiserin-Elisabeth-Spital, Huglgasse 1–3, A-1150 Wien

Prochaska Renate, Dipl. Krankenschwester, St.-Anna-Kinderspital, Kinderspitalgasse 6, A-1090 Wien

Schlömer-Doll Ute, Dr., Dipl. Psych., Psychotherapeutin, Dozentin an der Fachhochschule Potsdam, baut derzeit in Beelitz-Heilstätten eine neurologische Rehabilitationsklinik auf. Buchpublikationen: „Zeit der Hoffnung – Zeit der Angst" und „Psychologische Unterstützung in der Strahlentherapie". Brücker Straße 47, D-14547 Beelitz/Mark

Wilhelm Inge, A-3400 Klosterneuburg

Williges Reinhold, Dr., Dipl. Psych., Psychotherapeut, Leiter der REVITA Klinik, Klinik für psychosomatische Onkologie, Am Kurpark, D-75378 Bad Liebenzell

Wissenschaftliche Beiträge

Psychoanalytische Kurztherapie brustkrebsoperierter Frauen

Eine vergleichende Untersuchung

J. M. Giesler, D. Thums, S. Lorenz und P. Kutter

I. Einleitung

Ziel des folgenden Beitrags ist es, über ausgewählte Ergebnisse und Erfahrungen aus einem Forschungsprojekt zu berichten, das wir in der Zeit von Oktober 1990 bis Anfang 1995 unter der Leitung von P. Kutter am Institut für Psychoanalyse der Universität Frankfurt durchgeführt haben.* Dieses Forschungsprojekt trug den Titel „Krankheitsverarbeitung als biographische Integration: Psychoanalytische Kurztherapie für Patientinnen mit Mamma-Carcinom" und verfolgte im wesentlichen zwei Ziele, nämlich (vgl. auch Hofmann und Kutter 1991, Hofmann et al. 1992):

1. Einen Beitrag zur psychosozialen Versorgung von Brustkrebspatientinnen im unmittelbaren Anschluß an den Krankenhausaufenthalt zu leisten und in diesem Zusammenhang vor allem die individuelle Verarbeitung und Bewältigung der Folgen des Erkrankens an Brustkrebs durch eine psychoanalytische Kurztherapie zu fördern und

---

* Die hier dargestellten Ergebnisse sind letztlich das Produkt der gemeinsamen Anstrengungen einer Vielzahl von Kooperationspartnern. Deshalb möchten wir an dieser Stelle all denjenigen herzlich danken, die uns in unserem Forschungsanliegen unterstützt haben: den Chefärzten, Ärzten und Pflegekräften der gynäkologisch-onkologischen Abteilungen und Stationen der Krankenhäuser Nordwest, Sachsenhausen, St. Marien, St. Markus und der Universitätsklinik in Frankfurt am Main; den studentischen Mitarbeiterinnen, die die Patientinnen in den Krankenhäusern aufgesucht und sie für die Teilnahme an dem Projekt gewonnen haben; den am Projekt beteiligten Psychotherapeutinnen; der Mähliß-Stiftung, Stuttgart, für die kontinuierliche und großzügige finanzielle Förderung; Frau Dipl.-Psych. S. Fischbeck und Herrn Prof. Dr. G. Huppmann in Mainz sowie A. Herbst und Frau Dipl.-Psych. M. Giesler für die kritische Lektüre von Teilen unseres Manuskripts; nicht zuletzt aber danken wir den Patientinnen, deren Teilnahme unsere Untersuchung überhaupt erst möglich gemacht hat

2. die Wirkung des entsprechenden Behandlungsansatzes auf der Grundlage quantitativer und qualitativer Zugänge umfassend zu evaluieren.

Die unter Punkt 2 skizzierte Absicht einer *umfassenden,* quantitative und qualitative Zugänge einschließenden Evaluation basiert auf Kutters (1985) Konzept eines sog. zweidimensionalen Ansatzes in der psychoanalytischen Forschung, demzufolge standardisierte Messungen durch psychologische Testverfahren und der empathische Zugang zu Fremdpsychischem keine einander ausschließenden Gegensätze darstellen müssen. Durch die unter Punkt 1 beschriebenen Zielsetzungen gewinnt das Forschungsprojekt einen systematischen Bezug zu drei Fragen, die in jüngerer Zeit zunehmend ins Blickfeld der Forschung zur Bewältigung schwerer chronischer und lebensbedrohlicher Erkrankungen gerückt sind. Diese Fragen beziehen sich darauf, inwieweit sich Formen der Krankheitsbewältigung im Laufe der Zeit verändern (u.a. Buddeberg 1992), inwieweit auch sie – neben Aspekten der Lebensqualität – psychotherapeutisch beeinflußt werden können, sowie darauf, welcher Stellenwert in diesem Zusammenhang dem Grad der Strukturiertheit des therapeutischen Angebots zukommt (Frischenschlager et al. 1992). Allgemein ist dabei die Tendenz erkennbar, stärker strukturierten Angeboten eine eindeutigere Wirksamkeit zuzuerkennen (Frischenschlager et al. 1992, kritisch: Stiefel 1995).

Auf dem Hintergrund der beschriebenen Zielsetzungen und theoretischen Bezüge gliedern sich unsere nachfolgenden Ausführungen in fünf Abschnitte. Zunächst beschreiben wir das methodische Vorgehen und den Versuchsplan, den wir verwendet haben, um unser Therapieprojekt umzusetzen und zu evaluieren. Daran schließt sich eine Beschreibung ausgewählter Ergebnisse im Hinblick auf die jeweils über Fragebogen erfaßten Formen der Krankheitsverarbeitung und Aspekte der subjektiven Befindlichkeit an. Im Anschluß daran gehen wir im Rahmen einer qualitativ-interpretativen Betrachtung auf Aspekte des Therapieprozesses und des therapeutischen Vorgehens ein. Die dabei entwickelten Gesichtspunkte werden in einem weiteren Abschnitt durch die Darstellung der Kurztherapie einer Patientin veranschaulicht. Ein kurzer zusammenfassender Ausblick bildet den Abschluß unserer Ausführungen.

II. Methode

Überblick

Das Forschungsprojekt wurde in Kooperation mit den gynäkologischen Abteilungen von fünf Frankfurter Kliniken durchgeführt. Einbezogen wurden Patientinnen mit einem kurze Zeit (ca. 3–30 Tage) vorher diagnostizierten und operierten Mamma-Carcinom (primär oder Rezidiv) im Alter bis zu 75 Jahren. Der zugrundeliegende Versuchsplan ist als quasi-experimentelles Design (Cook und Campbell 1979) mit wiederholten Messungen über drei Zeitpunkte zu charakterisieren, in dem zwei Gruppen mit unterschiedlicher psychotherapeutischer Intervention und eine nicht ausdrücklich psychotherapeutisch behandelte Kontrollgruppe miteinander verglichen werden. Für die konkrete Umsetzung dieses Versuchsplans wurden u. a. Überlegungen von Basham (1986) und von Gordon et al. (1980) berücksichtigt. Entsprechend der Zielsetzung des Projekts bestand die eine der beiden Interventionen in einer auf 12 Sitzungen zu je 50 Minuten begrenzten, psychoanalytischen Kurztherapie, die sich an Luborskys (1988) Konzept des supportiv-expressiven Vorgehens orientierte und im Einzelsetting durchgeführt wurde. Die andere Intervention bestand in einem ebenfalls 12 Sitzungen umfassenden Autogenen Training, das gleichfalls in Einzelsitzungen durchgeführt wurde und durch Elemente der gelenkten Imagination wie z. B. einer Phantasiereise erweitert war. Beide Interventionen wurden an drei der fünf Kliniken in annähernd turnusmäßigem Wechsel angeboten, an den zwei verbleibenden Kliniken konnte aus organisatorischen und zeitlichen Gründen nur psychoanalytische Kurztherapie angeboten werden. Um über die beiden Interventionsgruppen hinaus auch noch eine Gruppe von nicht ausdrücklich psychotherapeutisch behandelten Patientinnen zum Vergleich heranziehen zu können, wurde schließlich eine Kontrollgruppe aus sog. Nicht-In-Anspruch-Nehmerinnen gebildet. Zu diesem Zweck wurden diejenigen Patientinnen, die das ihnen in einer jeweiligen Klinik ursprünglich vorgeschlagene Angebot nicht wahrnehmen wollten, gefragt, ob sie bereit wären, an einer Fragebogenerhebung zum zeitlichen Verlauf ihres Erlebens der Krebserkrankung teilzunehmen. Die Patientinnen der beiden Interventionsbedingungen bearbeiteten kurz nach der Operation, unmittelbar nach Abschluß der Kurztherapie bzw. des Autogenen Trainings (nach im Durchschnitt etwa 19 Wochen) sowie ein weiteres Jahr nach Abschluß der psychotherapeutischen Intervention einen Fragebogen zur Erfassung von Formen der Krankheitsverarbeitung, subjektiver Befindlichkeit (Depressivität und Zustandsangst), körperlichen Beschwerden, Eigenschaftsangst sowie gesundheitsbezogenen Kontrollüberzeugungen. Die Patientinnen der Kontrollgruppe bearbeiteten den gleichen Fragebogen ebenfalls dreimal in vergleichbaren Zeitabständen. Im Hinblick auf die angestrebte qualitative Analyse des Prozesses der psychoanalytischen Kurztherapie und seiner Ergebnisse wurden die einzelnen Therapiesitzungen aller Patientinnen zudem – mit deren Einverständnis – zunächst auf Tonband aufgezeichnet und im Anschluß daran für eine Gruppe von 10 ausgewählten Patientinnen die Aufzeichnungen der jeweils ersten, sechsten und elften Therapiestunde transkribiert.

Patientinnen

Wie Tabelle 1 zu entnehmen ist, konnten durch das beschriebene Vorgehen zum ersten Meßzeitpunkt insgesamt 155 Patientinnen erreicht werden, die sich zur Teilnahme an dem Forschungsprojekt bereit erklärten. Zu den beiden späteren Meßzeitpunkten erge-

Tabelle 1. Übersicht über die Anzahl der in das Projekt einbezogenen Patientinnen und ihre Verteilung auf die Behandlungsbedingungen zu den drei Meßzeitpunkten

Zeitpunkt Behandlung	T-1 Vor Behandlung	T-2 Nach Behandlung	T-3 1-Jahres-Katamnese
Psychoanalytische Kurztherapie	58	23	21
Autogenes Trainig	39	25	21
Kontroll-Gruppe	58	40	27
Summe	155	88	69

ben sich jedoch deutlich geringere Stichprobenumfänge: so werden über die Befragung zum zweiten Zeitpunkt nur noch 88 und zum dritten Zeitpunkt nur 69 Patientinnen erreicht. Der starke Rückgang der Stichprobenumfänge, insbesondere der vom ersten zum zweiten Meßzeitpunkt, ist im wesentlichen entweder damit zu erklären, daß Patientinnen nach einer ersten Stunde in Kurztherapie oder Autogenem Training die Behand-

Tabelle 2. Verteilung demographischer Merkmale der Patientinnen (N = 155)

Merkmal			abs. Häufigkeit	rel. Häufigkeit
Alter (Jahre)	M	49		
	SD	8		
	RANGE	28 –73		
Berufstätigkeit				
	– Berufstätig		97	63
	– Mithelfend		11	7
	– Hausfrau		29	19
	– Rentnerin		12	8
	– sonstige /keine Angabe		6	3
Schulabschluß				
	– keine Hauptschule		1	< 1
	– Hauptschule		52	34
	– Realschule ohne Abschluß		5	3
	– Realschule		48	31
	– Gymnasium ohne Abitur		16	10
	– Abitur		32	21
	– keine Angabe		1	< 1
Familienstand				
	– verheiratet		96	62
	– ledig		19	12
	– verwitwet		7	5
	– geschieden/getrennt		33	21

lung abbrachen, oder aber damit, daß Patientinnen nicht mehr zur Bearbeitung des Fragebogens bereit waren.

Wie Tabelle 2 zeigt, beträgt das durchschnittliche Lebensalter der Patientinnen M = 49 (SD = 8) Jahre, mit einer Spannweite von 28 bis 73 Jahre. Die Mehrzahl der Patientinnen (63 Prozent) ist berufstätig, 19 Prozent sind Hausfrauen, 7 Prozent helfen im Betrieb des Mannes mit. Verheiratet sind 62 Prozent der Patientinnen, 12 Prozent sind ledig, 5 Prozent verwitwet und 21 Prozent sind geschieden oder leben getrennt. 34 Prozent der Patientinnen verfügen über einen Hauptschulabschluß, 31 Prozent über einen Realschulabschluß und 21 Prozent über das Abitur.

Wie aus Tabelle 3 hervorgeht, ist der weitaus größte Teil der 155 Patientinnen an einem primären Mamma-Carcinom erkrankt (86 Prozent). Zugleich überwiegen frühe

Tabelle 3. Verteilung medizinischer Merkmale der Patientinnen (N = 155)

Merkmal		abs. Häufigkeit	rel. Häufigkeit
Erkrankung			
	primäres Ca	133	86
	Rezidiv	15	10
	missing data	7	4
Tumorklassifikation			
	T1 N0	56	36
	T2 N0	29	19
	T3 N0	1	< 1
	T4 N0	0	0
	T1 N1	15	10
	T2 N1	25	16
	T3 N1	5	3
	T4 N1	4	2
	missing data	20	13
Ovarielle Funktion			
	prämenopausal	64	41
	postmenopausal	60	39
	perimenopausal	9	6
	missing data	22	14
Operationsart			
	brusterhaltend	81	52
	Ablatio	45	29
	Ablatio und Wiederaufbau	20	13
	missing data	9	6
Radiotherapie			
	ja	76	49
	nein	79	51
Chemotherapie			
	ja	64	41
	nein	91	59

Tumorstadien. Bei 55 Prozent der Patientinnen liegt ein Tumor der Kategorien T1 oder T2 *ohne* Befall der axillären Lymphknoten vor; ein Tumor der Kategorien T1 oder T2 *mit* Befall der Lymphknoten findet sich bei 26 Prozent der Patientinnen. 41 Prozent der Patientinnen waren prämenopausal, 39 Prozent postmenopausal. Eine brusterhaltende Operation wurde bei 52 Prozent der Patientinnen durchgeführt, eine Ablatio bei 28 Prozent und eine Ablatio mit späterem Wiederaufbau der Brust bei 13 Prozent. 49 Prozent der Patientinnen erhielten eine strahlentherapeutische, 41 Prozent eine chemotherapeutische Nachbehandlung.

Verfahren

Die Erfassung von Formen der Krankheitsverarbeitung erfolgte bezogen auf die jeweils vorhergehenden 8 Tage über den FKV-102 (Muthny 1989). Zur Erfassung der Zustands- und Eigenschaftsangst enthielt der Fragebogen den STAI (Laux et al. 1981). Zur Erfassung depressiver Befindlichkeit wurde die „Center of Epidemiological Studies Depression Scale" (CES-D, Ensel 1986, Hautzinger 1988) eingesetzt. Die Erfassung körperlicher Beschwerden erfolgte über den Gießener Beschwerdebogen (Brähler und Scheer 1983), die Erfassung gesundheitsbezogener Kontrollüberzeugungen über den FEGK von Ferring und Filipp (1989). Neben diesen Merkmalen wurden zum ersten Meßzeitpunkt demographische Daten der Patientinnen erfragt. Zum dritten Meßzeitpunkt hatten die Patientinnen zusätzlich den Grad ihrer Zuversicht im Umgang mit der Erkrankung, das Ausmaß der von ihnen im Kontext ihrer Genesung erlebten sozialen Unterstützung sowie ihre Zufriedenheit im Hinblick auf verschiedene Lebensbereiche einzuschätzen. Außerdem wurden zu diesem Zeitpunkt verschiedene Aspekte des Gesundheitszustands der Patientinnen erfragt. Medizinische Daten wie Tumorgröße, Lymphknotenstatus etc. wurden, soweit verfügbar, den Krankenakten entnommen.

Datenanalyse

Der Fragestellung entsprechend wurden die Daten vorwiegend über zweifaktorielle Meßwiederholungsvarianzanalysen mit den jeweils dreifach abgestuften Faktoren „Behandlungsbedingung" und „Meßzeitpunkt" ausgewertet. Infolge von missing data auf der Ebene der Fragebogensubskalen ergeben sich bei einzelnen Berechnungen Stichprobenumfänge, die von den in der letzten Spalte von Tabelle 1 angegebenen Werten abweichen.

III. Ausgewählte Ergebnisse quantitativer Analysen

Die Varianzanalysen der erfaßten Krankheitsverarbeitungs- und Befindlichkeitsmerkmale ergeben bis auf eine Ausnahme keine differentiellen Effekte zugunsten irgendeiner der Interventionen. Statt dessen finden sich signifikante Haupteffekte der Gruppenzugehörigkeit, die anzeigen, daß sich die Vergleichsgruppen schon ab dem ersten Meßzeitpunkt vor Behandlungsbeginn im Hinblick auf den Ausprägungsgrad einiger For-

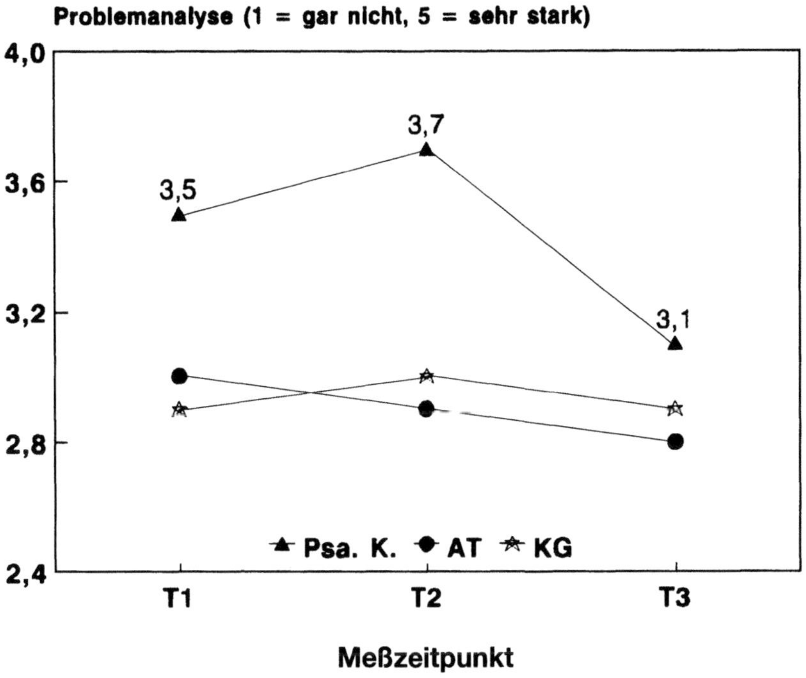

Abb. 1. Mittlere Ausprägung von „Problemanalyse und Lösungsverhalten" über drei Meßzeitpunkte für die Patientinnen in psychoanalytischer Kurztherapie (Psa. K.), Autogenem Training (AT) und der Kontrollgruppe (KG)

men der Krankheitsverarbeitung unterscheiden. Zugleich finden sich signifikante Unterschiede zwischen den Meßzeitpunkten, die implizieren, daß sich einzelne Formen der Krankheitsverarbeitung und Merkmale der subjektiven Befindlichkeit in ihrer durchschnittlichen Ausprägung im Laufe der Zeit unabhängig von der Art der psychotherapeutischen Intervention verändern.

Die ab dem ersten Meßzeitpunkt vor Beginn der psychotherapeutischen Behandlung bestehenden signifikanten *Unterschiede zwischen den drei Gruppen* betreffen die Krankheitsverarbeitungsformen „Problemanalyse und Lösungsverhalten" ($F = 4.2$, $df = 2, 56$, $p < .05$) und „Regressive Tendenz" ($F = 3.3$, $df = 2, 62$, $p < .05$). Wie Abb. 1 zu entnehmen ist, zeigen Patientinnen in psychoanalytischer Kurztherapie hierbei in ihrer Krankheitsverarbeitung über alle drei Meßzeitpunkte hinweg ein höheres Maß an „Problemanalyse und Lösungsverhalten" als die Patientinnen der beiden anderen Gruppen. Abbildung 2 zeigt darüber hinaus,

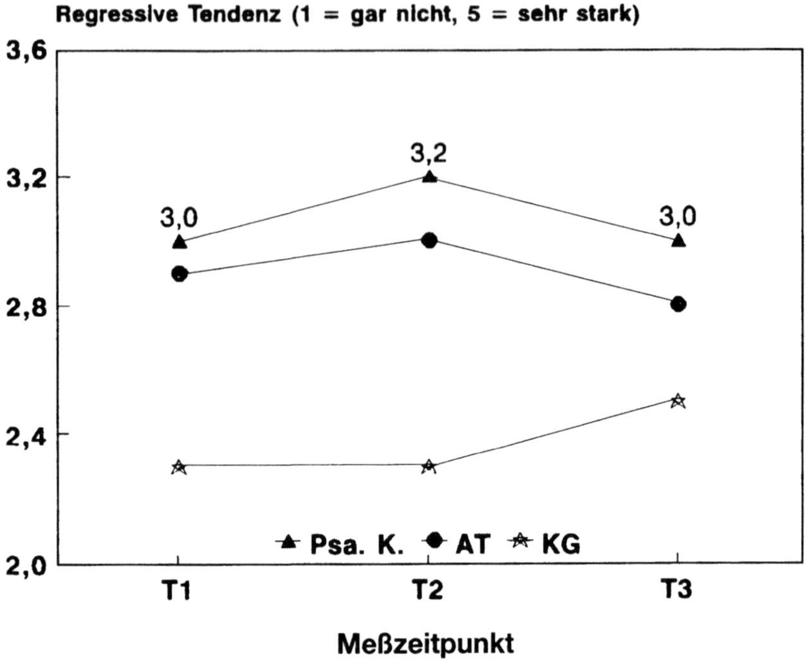

Abb. 2. Mittlere Ausprägung von „Regressiver Tendenz" über drei Meßzeitpunkte für die Patientinnen in psychoanalytischer Kurztherapie (Psa. K.), Autogenem Training (AT) und der Kontrollgruppe (KG)

daß sich Patientinnen in psychoanalytischer Kurztherapie wie auch Patientinnen in Autogenem Training über alle drei Meßzeitpunkte hinweg durch eine stärkere „Regressive Tendenz" auszeichnen als die Patientinnen der Kontrollgruppe.

Die signifikanten *Unterschiede zwischen den Meßzeitpunkten* betreffen die Krankheitsverarbeitungsform „Religiosität und Sinnsuche" ($F = 6.7$, $df = 2, 120$, $p < .005$), die beiden Befindlichkeitsmerkmale „Depressivität" und „Zustandsangst" ($F = 11.5$, $df = 2, 116$, $p < .001$ bzw. $F = 7.0$, $df = 2, 116$, $p < .005$) sowie die Krankheitsverarbeitungsform „Problemanalyse und Lösungsverhalten" ($F = 4.3$, $df = 2, 112$, $p < .05$).

Betrachtet man zunächst „Religiosität und Sinnsuche", dann ist anhand von Abb. 3 festzustellen, daß diese Form der Krankheitsverarbeitung in ihrer durchschnittlichen Ausprägung in allen drei Gruppen vom ersten zum zweiten Meßzeitpunkt zunimmt und zum dritten Meßzeitpunkt dann unverändert ist. Zugleich stellt „Religiosität und Sinnsuche" eben jene oben als Ausnahme angesprochene Krankheitsverarbeitungs-

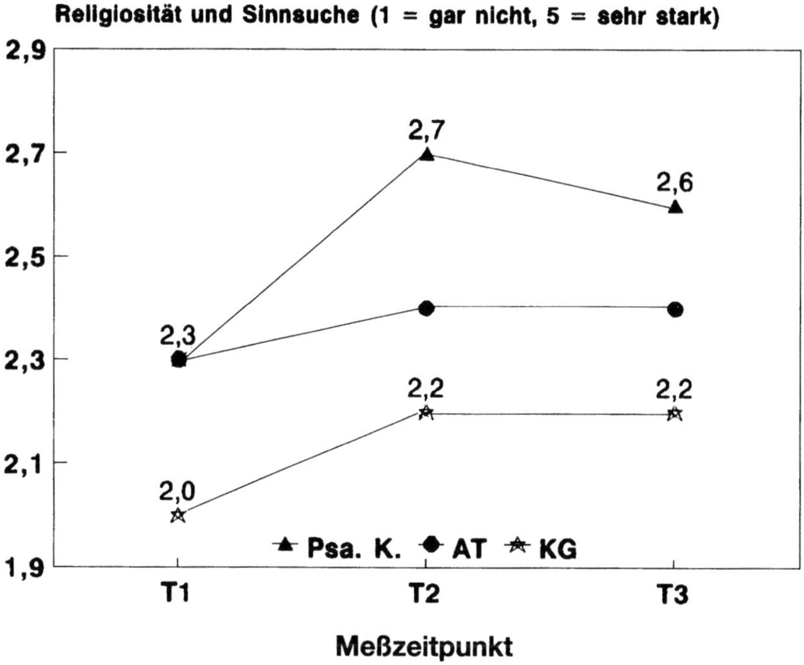

Abb. 3. Mittlere Ausprägung von „Religiosität und Sinnsuche" über drei Meßzeitpunkte für die Patientinnen in psychoanalytischer Kurztherapie (Psa. K.), Autogenem Training (AT) und der Kontrollgruppe (KG)

form dar, für die ein signifikanter *differentieller* Effekt zugunsten der Patientinnen in psychoanalytischer Kurztherapie nachgewiesen werden kann. Dieser Effekt zeigt sich allerdings nur, wenn man die Varianzanalyse auf die beiden ersten Meßzeitpunkte beschränkt ($F = 3.5$, $df = 1, 83$, $p < .05$): Patientinnen in psychoanalytischer Kurztherapie zeichnen sich dementsprechend unmittelbar nach Abschluß der Therapie durch einen stärkeren Zuwachs an „Religiosität und Sinnsuche" aus als die Patientinnen in den beiden anderen Gruppen.

Die signifikanten Veränderungen der übrigen angesprochenen Merkmale der subjektiven Befindlichkeit und der Krankheitsverarbeitung weisen eine auffällige Gemeinsamkeit auf: ihre jeweilige mittlere Ausprägung verringert sich zum zweiten Meßzeitpunkt hin mehr oder weniger deutlich und unabhängig von der Art der Behandlung. Vom zweiten zum dritten Meßzeitpunkt lassen sich dann aber mit Ausnahme des Befindlichkeitsmerkmals „Depressivität" keine weiteren bedeutsamen Veränderungen mehr feststellen.

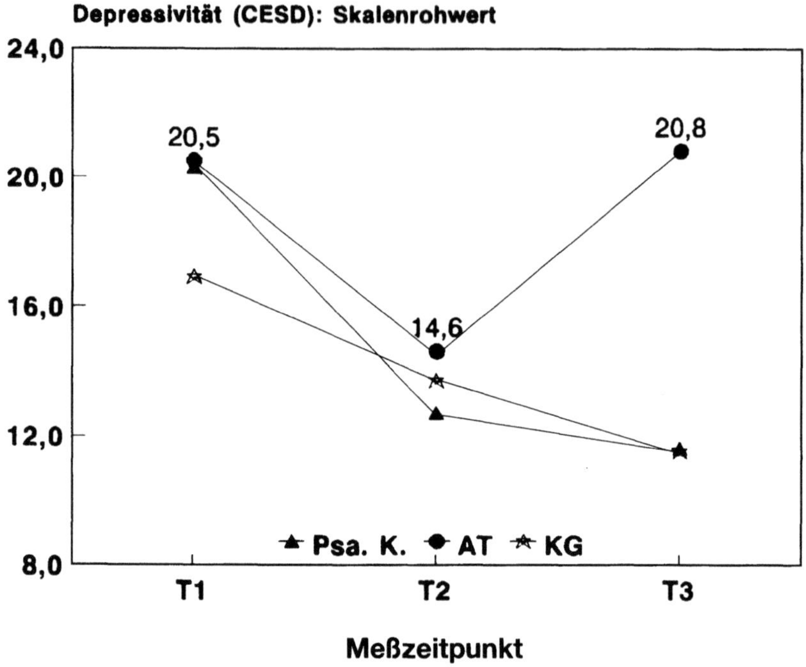

Abb. 4. Mittlere Ausprägung der Depressivität über drei Meßzeitpunkte für die Patientinnen in psychoanalytischer Kurztherapie (Psa. K.), Autogenem Training (AT) und der Kontrollgruppe (KG)

Wie Abb. 4 zeigt, nimmt das Ausmaß der Depressivität der Patientinnen aller Gruppen vom ersten zum zweiten Meßzeitpunkt deutlich ab und verändert sich für die Patientinnen mit psychoanalytischer Kurztherapie und für Patientinnen der Kontrollgruppe zum dritten Meßzeitpunkt dann nur noch unwesentlich. Die Patientinnen des Autogenen Trainings zeigen demgegenüber zum dritten Meßzeitpunkt eine erneute Zunahme an Depressivität, die als statistisch signifikant auszuweisen ist (F-Wert für die Interaktion von Gruppenzugehörigkeit und Meßzeitpunkt: 3.1, df = 4, 116, $p < .05$).

Abbildung 5 zeigt eine der Depressivität weitgehend vergleichbare Entwicklung für die Zustandsangst der Patientinnen. Zum zweiten Meßzeitpunkt ist die Zustandsangst der Patientinnen unabhängig von der Art der Behandlung zurückgegangen und auch danach verändert sie sich – entgegen dem Augenschein – nicht mehr wesentlich: der F-Wert, an dem eine differentielle Verschlechterung der Patientinnen des Autogenen Trainings im Hinblick auf den dritten Meßzeitpunkt abzulesen wäre, ist in

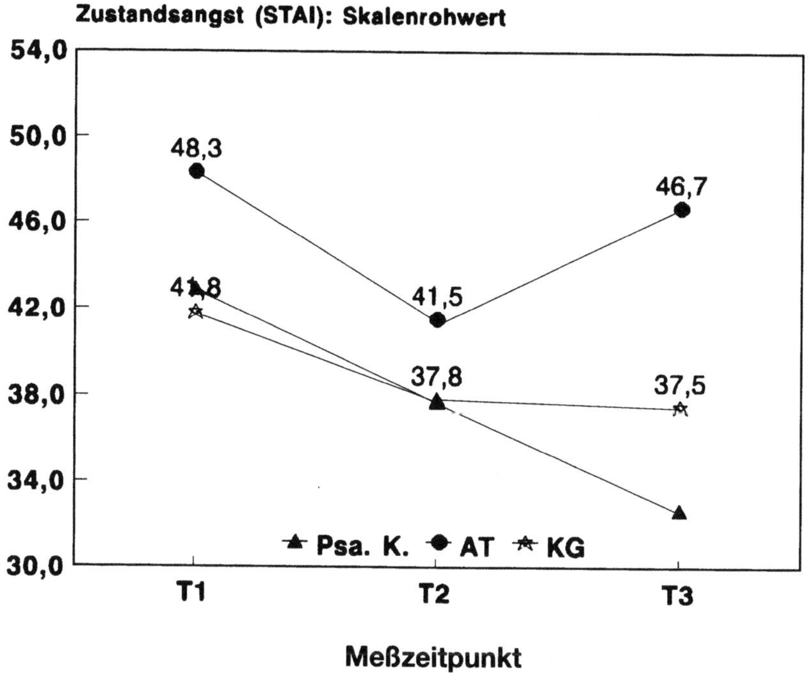

Abb. 5. Mittlere Ausprägung der Zustandsangst über drei Meßzeitpunkte für die Patientinnen in psychoanalytischer Kurztherapie (Psa. K.), Autogenem Training (AT) und der Kontrollgruppe (KG)

diesem Fall nicht signifikant. Die per Augenschein über alle Meßzeitpunkte erkennbare und auch statistisch signifikant höhere Zustandsangst der Patientinnen des Autogenen Trainings ($F = 3.2$, $df = 2, 58$, $p < .05$) soll in diesem Zusammenhang vernachlässigt werden, da dieser Effekt nur im Rahmen der Varianzanalyse über alle drei Meßzeitpunkte bedeutsam wird und somit zumindest teilweise auf einen differentiellen Ausfall von Befragten zurückzuführen sein dürfte.

Wie sich schließlich die Krankheitsverarbeitungsform „Problemanalyse und Lösungsverhalten" über die drei Meßzeitpunkte verändert, läßt sich aus Abb. 1 weiter oben extrapolieren: zum dritten Meßzeitpunkt ist „Problemanalyse und Lösungsverhalten" als Form der Krankheitsverarbeitung im Durchschnitt weniger stark ausgeprägt als zum Zeitpunkt nach der Operation.

Versucht man, die dargestellten Befunde in aller Kürze zu diskutieren, so ist zunächst folgendes festzustellen: Die zwischen den Gruppen schon ab dem ersten Meßzeitpunkt vor Behandlungsbeginn zu beobachtenden Unterschiede dürften – auch bei vorsichtiger Interpretation – als Hinweis darauf zu werten sein, daß eine Selbstselektion der Patientinnen zu den verschiedenen Behandlungsbedingungen stattfindet, die u. a. von Formen der Krankheitsverarbeitung abhängt. Als allgemeine Hypothese und positiv gewendet ließe sich dies auch so formulieren, daß postoperativ verfügbare Formen der Krankheitsverarbeitung die faktische Entscheidung für die Nutzung bestimmter Nachsorgeangebote beeinflussen. Patientinnen, die sich für eine psychoanalytische Kurztherapie entscheiden, zeichnen sich hierbei in ihrer Krankheitsverarbeitung insbesondere durch ein höheres Maß an „Problemanalyse und Lösungsverhalten" aus. Zugleich weisen sie, ähnlich wie Patientinnen, die sich für das modifizierte Autogene Training entscheiden, eine größere „Regressive Tendenz" auf als die Patientinnen der Kontrollgruppe. Vergegenwärtigt man sich, wie „Regressive Tendenz" hier über einzelne Statements des verwendeten Fragebogens (Muthny 1989, S. 39) operationalisiert ist, dann ist festzustellen, daß dabei sowohl Selbstbehauptungstendenzen im Sinne eines gesunden Narzißmus („Ich habe mir gesagt, jetzt geht es um Dich ...") als auch die Bereitschaft angesprochen ist, regressive Prozesse zuzulassen („Ich habe mir gewünscht, schwach sein zu dürfen"). In der theoretischen Sprache der Psychoanalyse ließe sich der hier thematisierte Befund dann zusammenfassend so interpretieren, daß eine vergleichsweise größere Ich-Stärke sowie eine gleichzeitig vorhandene Bereitschaft, regressive Tendenzen zuzulassen, die Entscheidung von Brustkrebspatientinnen für eine psychoanalytische Kurztherapie oder ein Autogenes Training begünstigen. Sicherlich sind diese hier dargestellten Effekte nicht als übermäßig stark zu charakterisieren, dennoch würde es sich u. E. lohnen, der hier thematisierten Möglichkeit eines Zusammenhangs zwischen postoperativen Formen der Krankheitsverarbeitung auf der einen und der Nutzung von Nachsorgeangeboten auf der anderen Seite in weiteren Untersuchungen nachzugehen. Dies erscheint uns nicht zuletzt deshalb sinnvoll, weil Forschung über Krankheitsverarbeitung sich auf diesem Wege ein relevantes Verhaltenskriterium erschließen und damit dazu beitragen würde, daß Versuche der Validierung von Verfahren zur Erfassung von Krankheitsverarbeitungsformen die vielfach zu beobachtende Fixierung auf Merkmale der subjektiven Befindlichkeit (als Prognosekriterien) überwinden könnten.

Der zumindest für den Zeitpunkt unmittelbar nach Abschluß der Intervention – bei konventionellem Signifikanzniveau – nachzuweisende differentielle Effekt der psychoanalytischen Kurztherapie auf „Religiosität und Sinnsuche" als Form der Krankheitsverarbeitung läßt sich näherungsweise als Beleg dafür verstehen, daß es im Rahmen der Therapie möglich war, die durch die Krebserkrankung aufgeworfenen existenziellen Themen eingehender zu bearbeiten. Dies entspricht zugleich auch Erwartungen, die sich aus einem an der Idee einer biographischen Integration orientierten therapeutischen Ansatz ableiten lassen.

Darüber hinaus bleibt aber festzustellen, daß es weder über die Kurztherapie noch über das modifizierte Autogene Training gelungen ist, andere Formen der Krankheitsverarbeitung oder Merkmale der subjektiven Befindlichkeit positiv zu beeinflussen. Eine zunächst unmittelbar nach der Brustkrebsoperation feststellbare stärker ausgeprägte depressiv-ängstliche Befindlichkeit klingt im Zeitraum der darauffolgenden vier bis fünf Monate bei den Patientinnen aller Gruppen ab und verändert sich danach – außer bei den Patientinnen des Autogenen Trainings – nicht weiter. In seinem allgemeinen Trend entspricht dieser Befund Ergebnissen von Buddeberg (1992), der ebenfalls eine zeitkorrelierte Verringerung der Ausprägung depressiver Formen der Krankheitsverarbeitung feststellen konnte. Die auf diesem Hintergrund eher untypische spätere Verschlechterung der Befindlichkeit von Patientinnen des Autogenen Trainings läßt sich dagegen zumindest ansatzweise mit Hilfe einer hier nicht näher darzustellenden Varianzanalyse klären, die das spätere Eintreten eines erneuten Krankenhausaufenthalts der Patientinnen als zusätzlichen Faktor berücksichtigt. Unter Bezug auf die hierbei signifikante Interaktion zwischen Eintreten eines späteren Krankenhausaufenthalts und dem Meßzeitpunkt ($F = 5.1$, $df = 2, 106$, $p < .01$), läßt sich zeigen, daß diejenigen Patientinnen des Autogenen Trainings, die von einem solchen Ereignis betroffen sind, bei vergleichsweise eher günstigen Ausgangswerten mit einer stärkeren Verschlechterung ihrer Befindlichkeit reagieren als die entsprechenden Patientinnen in den beiden anderen Gruppen.

Sicherlich ist es im Nachhinein nicht möglich, definitiv zu entscheiden, welche Faktoren im einzelnen dafür verantwortlich sind, daß sich zwischen den Vergleichsgruppen nach Abschluß der psychotherapeutischen Interventionen so gut wie keine Unterschiede nachweisen lassen. Es lassen sich aber immerhin einige Faktoren nennen, die entweder für sich allein oder in Kombination miteinander zu diesem Ergebnis beigetragen haben könnten.

Zu diesen Faktoren gehören zunächst methodische wie die u. U. zu geringe statistische „Power" des realisierten Versuchsplans. Hierzu ist zunächst zu sagen, daß höhere Stichprobenumfänge in den einzelnen Gruppen zweifellos wünschenswert gewesen wären. Zugleich ist aber zu betonen, daß eine nennenswerte Erhöhung des Stichprobenumfangs nur durch eine wesentliche Verlängerung der Dauer der Untersuchung zu erreichen gewesen wäre, die nicht zu realisieren war. Ein weiterer methodischer Gesichtspunkt betrifft den eher großen Abstand zwischen dem ersten und zweiten Meßzeitpunkt, der im wesentlichen dadurch entstand, daß Patientinnen häufig und bedingt durch im Zuge der medizinischen Akut- oder Nachbehandlung erforderliche Maßnahmen um Verschiebungen von Sitzungen der Kurztherapie oder des Autogenen Trainings baten. Möglicherweise werden beide Behandlungsansätze dadurch um die für ihre Wirksamkeit u. U. unerläßliche Facette der Kontinuität gebracht. Mit dieser – nach unserer Einschätzung im vorliegenden Kontext kaum völlig zu vermeidenden – Entwicklung zu einem zeitlich größeren Abstand zwischen den ersten beiden Meßzeitpunkten ist zugleich die Schwierigkeit verbunden, daß möglicherweise schon früher einsetzende Wirkungen therapeutischer Interventionen auf Krankheitsverarbeitung und Befindlichkeit von Brustkrebspatientinnen nicht nachgewiesen werden können. Ein weiterer Meßzeitpunkt zumindest für die Merkmale der subjektiven Befindlichkeit etwa in der Mitte des betreffenden Zeitraums wäre hier sicher nützlich gewesen. Im Hinblick auf die Planung vergleichbarer Interventionsstudien wären beide Aspekte zu berücksichtigen.

Eine stärker inhaltliche Erklärung bietet die Annahme, daß die erhöhte Ausprägung depressiv-ängstlicher Befindlichkeiten zum ersten Meßzeitpunkt vor allem eine situativ bedingte Reaktion auf die Diagnose einer lebensbedrohlichen Erkrankung, auf die anschließende Operation, auf die mit dieser Situation insgesamt einhergehende Ungewißheit und auf die mit der Krankenhausunterbringung verbundene relative soziale Isolierung der Patientinnen widerspiegelt. Dieser Annahme entsprechend ließe sich die später zu beobachtende Besserung depressiv-ängstlicher Befindlichkeiten dann zumindest z. T. als Ausdruck einer erneuten Stabilisierung und Reintegration der Patientinnen in ihre ursprünglichen Lebenszusammenhänge verstehen. Vorausgesetzt, dies träfe zu, so wäre dem die Vermutung hinzuzufügen, daß die Wirkung eines solchen Prozesses um so eher einen Niederschlag in den entsprechenden Testverfahren finden dürfte, je weiter dieser vorangeschritten ist. Der bereits angesprochene Sachverhalt eines eher größeren zeitlichen Abstands zwischen dem ersten und zweiten Meßzeitpunkt würde so gesehen gerade eine vergleichsweise große Empfindlichkeit des Versuchsplans gegenüber derartigen Situationseinflüssen beinhalten.

Bezogen auf die geringe Wirksamkeit der analytischen Kurztherapie auf Krankheitsverarbeitung und Befindlichkeit ist schließlich nicht völlig auszuschließen, daß diese mit der relativ geringen Strukturierung der Therapiesituation zusammenhängen könnte. Zu relativieren ist diese Überlegung jedoch bis zu einem gewissen Grade dadurch, daß auch das als stärker strukturiert zu betrachtende Autogene Training keine positiven Effekte in bezug auf die genannten Merkmale zeigt. Daß das Ausmaß an Strukturierung einer Interventionstechnik zumindest nicht die einzige Voraussetzung für deren Wirksamkeit ist, läßt sich in bezug auf das Autogene Training aber zumindest indirekt durch einen Befund von Stump et al. (1995) stützen, die in einem Krebsrehabilitationssetting ebenfalls keine Effekte für ein kombiniertes Verfahren aus progressiver Muskelentspannung und gelenkter Imagination nachweisen konnten. Angesichts eines solchen Befundes versuchen auch diese Autoren, verschiedene Stör- und Moderatorvariablen im Hinblick auf die Wirksamkeit therapeutischer Interventionen zu kategorisieren, wobei sie unterscheiden zwischen Variablen, die die Interventionstechnik selbst, die Person der Patient/inn/en und das Setting betreffen, in dem die Intervention eingesetzt wird. In eine ähnliche Richtung weisen Überlegungen aus einer Übersichtsarbeit von Andersen (1992), die das Konzept des „Morbiditätsrisikos“ verwendet, in dem eine tendenziell positiv-lineare Beziehung zwischen dem über medizinische Merkmale zu spezifizierenden Schweregrad der Krebserkrankung und ihrer Behandlung und dem subjektiv erlebten Ausmaß an Belastung angenommen wird. Andersen zufolge darf die Wirksamkeit von Psychotherapie auf die Befindlichkeit von Krebspatient/inn/en vor allem bei einem mittleren bis hohen Morbiditätsrisiko der Erkrankung als nachgewiesen gelten. Im Fall der hier vorgelegten Befunde gibt dieses Konzept Anlaß zu der Frage, ob für die hier einbezogenen Patientinnen nicht von einem eher geringen Morbiditätsrisiko auszugehen ist. Angesichts der eingangs referierten medizinischen Daten dürfte dies in der Tat der Fall sein. So gesehen würde sich der hier ermittelte Befund einer recht geringen Wirksamkeit zweier verschiedener psychotherapeutischer Interventionen auf Krankheitsverarbeitung und Befindlichkeit von Brustkrebspatientinnen doch eher gut in ein übergreifendes Muster von Befunden anderer Autoren einfügen. Gleichwohl bleibt aber auch gegenüber dieser systematisierenden Einordnung der hier vorgelegten Befunde zu betonen, daß aus ihnen auf keinen Fall der Schluß gezogen werden sollte, bei Patientinnen mit einem geringen Morbiditätsrisiko im Sinne Andersens (1992) auf psychotherapeutische Unterstützung zu verzichten. Vielmehr ist anzunehmen, daß in spezifizierbaren Einzelfällen auch unter diesen Bedingungen psychotherapeutische Unterstützung indiziert und wirksam sein kann.

IV. Qualitativ-interpretative Überlegungen

Kontrastierend zu den Ergebnissen der quantitativen Datenauswertung wird in diesem Abschnitt versucht, die Besonderheiten einer psychoanalytischen Kurztherapie für Brustkrebspatientinnen unter Bezug auf den traumatisierenden Charakter der Erkrankung herauszuarbeiten. Grundlage hierfür bilden die transkribierten Tonbandaufzeichnungen ausgewählter Therapiestunden von 10 Patientinnen (vgl. Abschnitt II). Ziel der entsprechenden Überlegungen ist es, eine Antwort auf folgende Fragen zu ermöglichen:

1. Kann man schon kurze Zeit nach dem operativen Eingriff eine Therapie anbieten?
2. Ist das Angebot sinnvoll, auch wenn nur 12 Std. angeboten werden können?
3. Wie kann nach unseren Erfahrungen eine solche Therapie aussehen?

Gemessen an üblichen Therapieangeboten bestand das Ungewöhnliche unseres Vorgehens zum einen darin, daß *wir* das Angebot an die Patientinnen herangetragen haben im Sinne „aufsuchender Arbeit“, was die Entfaltung des Therapieprozesses nachhaltig beeinflußt hat. Zum anderen war die Wahl des Zeitpunktes unkonventionell, nämlich kurze Zeit, d. h. 3–30 Tage nach dem operativen Eingriff.

Wir wollten bei der Bewältigung der durch die Brustkrebs-Erkrankung hervorgerufenen Lebenskrise durch einen therapeutischen Ansatz helfen, der – ohne Vorgaben und bei freier Themenwahl – ein nichtdirektives Angebot stellt; gemäß der psychoanalytischen Konzeptualisierung wurde die Entwicklung der Dynamik dem individuellen Prozeß überlassen. So sollte selbst die Krebsthematik nicht von der Therapeutin eingeführt werden; auf der Folie des Erzählten wurden dann Bezüge zwischen Alltag und Erkrankung und Umgang mit der Erkrankung hergestellt.

Im Unterschied zu Psychotherapien, die verlängert werden können, und Psychoanalysen mit der weitreichendsten Möglichkeit zur Entfaltung des psychodynamischen Prozesses mußten die Therapeutinnen aufgrund der Begrenztheit des Angebotes von 12 Sitzungen im Sinne einer Kurztherapie das bevorstehende Ende spätestens nach zwei Dritteln der Therapie explizit zum Thema machen, wenn dies von den Patientinnen nicht schon vorher geschehen war. Dieses Vorgehen ist für psychoanalytische Kurztherapien zwar durchaus üblich, hatte hier aber durch die inhaltliche Nähe und die Konfrontation mit dem tendenziell tabuisierten Thema des eigenen Todes als Lebensbegrenzung und der Krebserkrankung als drohender Lebensverkürzung ein besonderes Gewicht.

Als Kriterium beginnender Krankheitsverarbeitung nahmen die Therapeutinnen während der Therapie alle manifesten Aussagen der Patientinnen an, die eine Veränderung oder Bewegung im Erleben beschreiben; bei der späteren Bearbeitung der transkribierten Gesprächsprotokolle wurden dann auch indirekte Indikatoren, zum Beispiel eine veränderte Abwehrstruktur im Sinne höherer Introspektions- und Reflexionsfähigkeit, herangezogen. Diese verbesserten Fähigkeiten der Patientinnen mußten aber nicht direkt zu einer Zunahme subjektiven Wohlbefindens führen, sondern besagten zunächst nur etwas über die Erweiterung persönlicher Freiräume im Umgang mit der existentiellen Bedrohung; Zitat einer Patientin aus der 11. Sitzung: „Wenn ich hier so die Dinge erzählt habe, alle möglichen Ideen, die mir durch den Kopf geschossen sind, dann hat das eine Struktur bekommen, die ich vorher noch nicht begriffen habe; das wirkt viel längerfristiger und nicht so schnell wie bei einer Kosmetikpackung, da hat man schneller das Ergebnis..." Das bedeutet, die Patientinnen konnten sich unter therapeutischer Begleitung die Mittel erarbeiten und Voraussetzungen dafür schaffen, mit denen sie eigene Bewältigungsformen entwickeln; dem Projekt liegt ja insgesamt der Gedanke zugrunde, selbstbestimmte Entwicklung jenseits von vorgegebenen Lernschritten zu fördern. In diesem Sinne haben wir auch oben von ‚beginnender Krankheitsverarbeitung' gesprochen, denn die Kurztherapie insgesamt kann als Einleitung dieses Prozesses verstanden werden.

Die Verläufe der Behandlungen waren, besonders wegen des traumatisierenden Charakters der Erkrankung, individuell sehr unterschiedlich, so daß sich keine Regelhaftigkeit im Ablauf erkennen ließ. Daher hielten wir auch die Behandlungstechnik flexibel: Es kamen sowohl Interventionen von stützend-supportivem als auch aufdeckend-konfrontativem Charakter zur Anwendung, wie sie Luborsky (1988) beschrieben hat.

Eine unter mehreren möglichen Entwicklungen könnte man zum Beispiel in der Phasenabfolge als beginnend stützend-supportiv, dann aufdeckend-konfrontativ, schließlich wieder stützend beschreiben; bei einer anderen Behandlung konnte demgegenüber fast nur stützend-supportiv gearbeitet werden. Dies hat sowohl mit der unterschiedlichen Ich-Stärke der Patientinnen als auch mit der wechselnden Abwehrstärke zu tun, also damit, inwieweit die Patientin in der Lage ist, sich einem Konflikt zu stellen; „Bewältigung" nimmt in diesem Konzept eine Mittelposition zwischen Verleugnung und Konfrontation ein.

Bei der Bearbeitung traumatischer Störungen ist es nicht unerheblich, ob die Patientinnen schon frühere Traumata erlitten haben und es sich bei dem Brustkrebs um eine Retraumatisierung, oder ob es sich um ein ‚Primärtrauma' handelt. Kennzeichnend für die spontanen, nicht therapeutisch-induzierten Bewältigungsversuche von Traumatisierungen sind ja die jeweils scheiternden Versuche, die mit der Erkrankung einhergehenden Affekte abzureagieren; das gerade gelingt aber nicht, statt dessen wird der Affekt immer wieder neu erlebt, so daß sich bei einer Retraumatisierung durch eine Krebserkrankung leicht eine Endloskette von affektiven Wiederholungen ergibt; die Bearbeitung gestaltet sich demnach entsprechend schwierig.

Im Vordergrund der Kurztherapie stand nicht nur der krebsspezifische Umgang mit Konflikten; vielmehr ging es oft um ganz unspezifische Konflikte, die mit der Krebserkrankung in keinem Zusammenhang zu stehen schienen. Zum Beispiel wurden Patientinnen auf ihre auffallend nüchterne Darstellung ihrer Situation aufmerksam gemacht. Dies war in dem Fall als Hinweis auf abgespaltene Gefühle oder Verleugnungstendenzen, also ein „Nichtwahrhaben-Wollen" des Konfliktpotentials zu verstehen.

Die Patientinnen konnten im Laufe des Prozesses oft erstmals Gefühle und Konflikte benennen, diffusem Unbehagen Ausdruck geben und Raum für ihre Befürchtungen finden. So entwickeln die Patientinnen ein Verständnis darüber, wie sie sich selbst die Entstehung und den Verlauf der Krankheit erklären; sie entdecken die persönliche Bedeutung der Krankheit, vor allem in Hinblick auf ihre Weiblichkeit. Ein Teil der Kurztherapie bestand für die Frauen auch darin, Unterschiede zwischen Phantasie und Realität, zum Beispiel in Hinsicht auf die Heilungsmöglichkeiten, herauszuarbeiten.

Ein weiterer Aspekt bot sich der Bearbeitung speziell durch den psychoanalytischen Ansatz an, den wir die Mehrgenerationenperspektive nennen, nämlich, wie sich bestimmte Rollen- oder Familienmuster sowohl in der derzeitigen Lebenssituation als auch in der aktuellen Therapiesituation wiederholen, welche Rolle der Therapeutin zugewiesen wird, fungiert sie beispielsweise wie eine gute Mutter oder als gesunde Rivalin usf.

Als wichtig stellten sich heraus:

1. Die Arbeit an Übertragung und Gegenübertragung, zum Beispiel im Sinne einer Mutter-Tochter-Konstellation,

2. Das Aufdecken von Abwehr und Widerstandsphänomenen, d.h. der Art der Auseinandersetzung mit Konflikten,

3. Die Art und Weise des Umgangs mit unbewußten Phantasien, etwa zur Bedeutung der Erkrankung.

Darin liegt das spezifische Potential, das der psychoanalytische Ansatz im Rahmen eines solchen Therapieprojektes bereithält.

Für viele Patientinnen war dies der erste Kontakt zur „Psycho"-Szene. Die Kurztherapie war in einigen Fällen auch Vorbereitung für eine längerfristige Therapie. Manche Vorurteile gegenüber Psychotherapie („nur was für Verrückte") konnten abgebaut werden: zu Beginn bestand häufig erst einmal eine kritisch-abwartende Einstellung, die sich im Verlauf der Kurztherapie in die Einsicht verwandelte, doch erheblich profitieren zu können. Viele Frauen gewannen völlig neue Erfahrungen.

In diesem Zusammenhang ist nochmals an die besondere Ausgangssituation zu erinnern, nämlich, daß *wir* die Frauen im Krankenhaus aufsuchten: dies führte zu Beginn manchmal zu etwas schwierigen Positionen im Sinne einer Rollenumkehr: Bieten wir den Patientinnen die Therapie an, oder helfen uns die Patientinnen durch ihre Mitarbeit bei unserem Forschungsprojekt? Gerade zu Beginn einer Therapie war es wichtig, diesbezügliche Unklarheiten im Rollenverständnis zu klären.

Bezogen auf die zu Beginn dieses Abschnitts aufgeführten Fragen lassen sich die dargestellten Überlegungen wie folgt zusammenfassen:

1. Es erwies sich als günstig, frühzeitig, d. h. wenige Tage nach dem medizinischen Eingriff ein Therapieangebot zu machen, da die Brustkrebs-Erkrankung zumindest bei einem Teil der Frauen die Abwehrformation massiv erschüttert hat und ein hohes Bedürfnis nach Neuorientierung und Bilanzierung des bisherigen Lebens besteht. Da Abwehr und Möglichkeit der Bewältigung miteinander korrespondieren und durch den traumatischen Einbruch die Abwehr zusammenbricht, kann man annehmen, daß den Patientinnen keine oder wenig Bewältigungsmög-

lichkeiten zur Verfügung stehen, so daß mit dieser Perspektive der frühe Zeitpunkt der Therapie ausgesprochen sinnvoll erscheint.

Unter dem Blickwinkel der Bearbeitung des Traumas könnte allerdings ein späterer Zeitpunkt der Therapie von Vorteil sein oder die Bearbeitung überhaupt erst ermöglichen. Ein Indiz für diese Überlegung ist unsere Beobachtung, daß zwar die Krebs-Erkrankung als direkte Lebensbedrohung thematisiert wurde, weil sie nicht abgewehrt werden konnte, die *brust*krebsspezifischen Inhalte dagegen nur vereinzelt und vorsichtig zur Sprache gekommen sind. Das scheint den hochtraumatisierenden Charakter des Einbruchs in das weibliche Körperbild widerzuspiegeln, das durch die Operation verletzt, verzerrt oder zerstört wurde. Dementsprechend wurden die brustkrebsspezifischen Themen um so stärker verleugnet, je drastischer der Eingriff vollzogen wurde, im schlimmsten Fall bei der Ablatio.

2. Nach unseren therapeutischen Erfahrungen macht auch ein Angebot von 12 Therapiesitzungen für die Frauen durchaus Sinn. Es kann als Krisenintervention (Neuorientierung, verbesserte Selbstwahrnehmung und Reflexionsmöglichkeit) oder als Vorbereitung für eine weiterreichende Therapie fungieren. Zweifellos konnten die Sitzungen bei den Patientinnen, auch bei denen, die sich zunächst nur zögerlich auf dieses Angebot eingelassen haben, Vorurteile gegenüber Psychotherapie abbauen helfen. Eine analytische Kurztherapie hat daher einen besonderen Stellenwert in der psychosozialen Nachsorge brustkrebsoperierter Frauen.

Zudem bietet das von vornherein begrenzte Angebot auch einen Schutz für Patientin und Therapeutin. Die Begrenzung beugt der Entwicklung einer tiefergehenden Abhängigkeit vor, was bei einer Erkrankung, die in ihrer lebensbedrohlichen Bedeutung selbst entgrenzend wirken kann, Struktur und Rahmen gibt. Neben der protektiven Funktion hat die Begrenzung freilich auch Nachteile, denn den Patientinnen ist es meist sehr schwergefallen, sich zu verabschieden und die Unmöglichkeit einer Verlängerung zu akzeptieren.

3. Eine psychoanalytische Kurztherapie ist auch dann sinnvoll, wenn in den ersten Sitzungen ein (brust-)krebsspezifischer Fokus nicht formuliert wird. Wir haben festgestellt, daß einige Frauen die Therapie zunächst überhaupt nicht für die Bewältigung der Krebserkrankung in Anspruch genommen haben. Sie gewannen aber im Verlauf der Behandlung Einsicht in tiefergehende psychodynamische Zusammenhänge.

V. Kasuistik

Zur Illustration der praktischen Arbeit möchten wir abschließend den Verlauf einer 12stündigen Kurztherapie aus der Sicht der behandelnden Therapeutin ausführlicher darstellen.

Berichtet wird über eine 58-jährige Patientin; eine große, schlanke, vital wirkende Frau, jünger aussehend. Die in ländlicher Umgebung aufgewachsene Patientin ist das jüngere von zwei Kindern. Der Vater kehrte aus Kriegsgefangenschaft heim, als die Patientin 12 Jahre alt war. Sie ergreift nach Realschulabschluß einen Lehrberuf, den sie seit der Eheschließung Anfang 20 nicht mehr ausübt. Aus der Ehe gingen drei Kinder hervor. Heute erwachsen, leben sie nicht mehr im elterlichen Haushalt. Das letzte Kind hat das Elternhaus vor zwei Jahren verlassen. Der Ehemann, einige Jahre älter als die Patientin, ist in leitender Position in der Wirtschaft tätig.

Die Patientin hatte trotz eines früh festgestellten Befundes wegen der ungünstigen Lage des Knotens eine Ablatio durchführen lassen müssen. Die Lymphknoten waren nicht befallen, Chemotherapie war daher nicht erforderlich. Die Patientin hat sich zur Brustaufbaubehandlung entschlossen (nach der Brustamputation wird ein „Expander" implantiert, der stufenweise mit Flüssigkeit gefüllt wird – zu einem späteren Zeitpunkt wird dann in einer weiteren Operation der Expander durch ein Silikon-Implantat ersetzt und mit schönheitschirurgischen Maßnahmen eine Brust nachgebildet).

Zur ersten Stunde kommt Frau A. verspätet in aufgewühltem Zustand. Sie legt ihren Mantel nicht ab, wirkt dadurch wie „eingeigelt" und in Abwehrposition. Sie berichtet zunächst von einem ihr ganz fremden Zustand. Sie sei unter Angstzuständen hergekommen und habe kaum die öffentlichen Verkehrsmittel benutzen können. Deshalb sei sie auch zu spät gekommen. Seit der Entlassung aus dem Krankenhaus habe sie das Haus zum ersten Mal verlassen.

Die Patientin möchte zunächst zur Ruhe kommen und bittet mich um ein Glas Wasser. Ich verstehe dies als Versorgungswunsch und erfülle ihn. Dann stellt die Patientin ausführlich ihren Weg in die erste Stunde dar und beschreibt die starken Schmerzen um den Brustaufbau. Dies geschieht in neutralem Ton. Gefühle werden nicht angesprochen. An indirekten Zeichen, wie z.B. an der abgehackten Sprechweise, wird deutlich, unter welcher Spannung die Patientin steht. Hierzu einige Beispiele in wörtlicher Rede:

„Nun ja, was wollen Sie noch von mir wissen? Fragen Sie einfach, oder, ich weiß es nicht, ne?"

„Nun ja, da wird die Brust abgemacht, zugenäht, und in diese Bru, untendrunter wird eine Wasserblase, wenn sie so wollen, ... eingelegt ... wird immer jede Woche aufgefüllt."

„Ich nehm' an, daß ich es in einem Vierteljahr überstanden hab'. Dann hab' ich wieder 'nen neuen Busen."

Diese Zitate deuten an, in welcher Atmosphäre die erste Therapiestunde stattfindet. Über die mit der Erkrankung und den Operationen verbundenen Gefühle wird nicht gesprochen.

„Mein altes Leben wieder aufnehmen, wieder Sport treiben, Ski laufen ... Und da drauf arbeite ich hin."

„Ich weiß, daß ich 'ne krebskranke Frau war."

„Aber mit Ihren ureigensten Problemen müssen Sie allein fertig werden, da kann Ihnen kein Mensch helfen."

Die Patientin berichtet, wie sie den Knoten gefunden hat. Im Nachhinein kommt es ihr vor, als habe sie eine Ahnung gehabt. Beim nächtlichen Aufwachen untersuchte sie sich selbst. Einerseits war dies ein glücklicher Umstand, den Knoten sehr früh entdeckt zu haben. Andererseits geschah dies kurz nach einer Krebsvorsorgeuntersuchung. Die Verunsicherung, die gerade dieser letzte Umstand bedeutete, wird von der Patientin ausgeklammert. Mir rät sie in einem Ton deutlicher unterschwelliger Aggression, daß ich die beschriebene Selbstuntersuchung regelmäßig auch durchführen solle, damit ich eine mögliche Erkrankung ebenso schnell bemerke wie sie.

Zum Ende der Stunde wird einiges über die Alltagsgestaltung erzählt. Mit dem Auszug der Kinder seien die Aufgaben geringer geworden. Sie überlege, in der Altenarbeit als Sportlehrerin tätig zu werden und habe vor der Erkrankung einen Übungsleiterkurs aufgenommen. Während sie in mütterlichem Ton davon berichtet, wie sie alten Menschen (wenn überhaupt, dann nur unbedeutend älter als sie selbst!) helfen will, wieder fit zu werden, wird die Problematik des eigenen Alterns völlig verleugnet.

Die Beziehung zum Ehemann wird lediglich gestreift. Er taucht erst gegen Stundenende auf und wird als unendlich verständnisvoll geschildert.

Die Stunde verläuft im Spannungsfeld der alten Bewältigungsmuster: Um eine Krise zu bewältigen, muß die Patientin stark sein, alle Gefühle abwehren, und jede Bedrohung verleugnen.

Um die psychoanalytische Denk- und Arbeitsweise zu verdeutlichen, seien noch einige der Überlegungen der Therapeutin zu dieser Stunde skizziert:

Die Schwierigkeit im Umgang mit dem Generationenunterschied ist deutlich wahrzunehmen. Die Frage, ob es möglich ist, von einer jüngeren Therapeutin Hilfe anzunehmen, bleibt ungeklärt. Die Therapeutin wird wie eine Tochter behandelt. In der Beziehung zwischen Mutter und Tochter steht die Frage im Raum: Wer überlebt? Wer triumphiert? Die Haltung der Therapeutin ist durchgängig stützend und von Verständnis für die schwierige Situation der Patientin getragen. Alle Kommentare zu tiefergehenden Interpretationen werden unterlassen.

Die zweite Stunde eröffnet die Patientin wie folgt: „Es wäre sicher gut, dem einfach mal freien Lauf lassen zu können ... bisher bin ich immer allein darüber hinweggekommen ... Übrigens, neulich, als ich dann bei Ihnen raus bin, da hab ich mich eigentlich besser gefühlt, ich hatte keine Angst vor Ihnen ... als ich dann raus bin, war ich wesentlich freier ... das wollt ich Ihnen sagen ... Wahrscheinlich hat es doch gut getan, mal einfach über Vieles zu sprechen ... Wissen Sie, wenn Sie Besuch haben, das sind Menschen, die tun sich sehr schwer darüber zu sprechen, und ich sprech' dann auch net drüber, weil ich das merke, das ist denen unangenehm und die wollen das auch net ... und weil ich denen vielleicht auf den Keks geh."

Die Patientin äußert die Phantasie, der Ehemann werde seine Pensionszeit mit einer anderen Frau erleben. Daß sie damit den eigenen Tod impliziert, wird nicht angesprochen. In diesem Zusammenhang erwähnt sie auch, daß ihr Mann, hätte sie einer chemotherapeutischen Behandlung bedurft, bereits zum jetzigen Zeitpunkt in Frührente gegangen wäre.

Sie verharrt in passiver Position, ist einerseits froh, nicht so schwer erkrankt zu sein, sieht sich allerdings bereits jetzt um das gemeinsame Alter mit dem Mann betrogen.

Die Versorgungswünsche werden nicht an die realen Beziehungspersonen herangetragen. Sie sind an die verstorbene Mutter geknüpft und lediglich phantasiert: „Einfach mal den Kopf auf die Schulter legen können. Beim Mann muß ich immer erst reden."

Die Betonung liegt nach wie vor auf der Abwehr der Versorgungswünsche. Sie will

„fit" sein, macht bereits Sport nach Fernsehanleitung. Sie beschreibt den als gelungen erlebten Kampf anläßlich einer anderen Operation (Knochenbruch) vor wenigen Jahren. Dies nimmt sie als Vorbild für die Bewältigung der jetzigen Erkrankung.

Während sie sich in der ersten Stunde im Mantel verborgen hielt, zeigt sie sich jetzt offen, trägt einen enganliegenden Pullover, der den Unterschied zwischen gesunder Brust und Expander eher betont.

Auch in der Mittelphase der Kurztherapie, die hier nur zusammenfassend und auszugsweise dargestellt werden kann, konzentriert sich die Patientin nach wie vor stark auf die körperliche Seite des Geschehens und die damit verbundenen Bewältigungsmuster. So unternahm sie z. B. bereits wenige Wochen nach der ersten Operation eine große Mountain-Bike-Tour. Sie geht auch davon aus, ihre Umgebung schonen zu müssen. Der Ton der Auseinandersetzung, z. B. mit der Frage, wie sehr sie andere fordern darf, hat sich dennoch stark gewandelt. Sie kann jetzt Gefühle und Ängste zulassen, wenn auch nur unter der Voraussetzung, daß sie an das Wohl der Umgebung denke.

Ein Zitat möge diese neue Gefühlslage illustrieren: „Das ist unheimlich viel wert, daß ich das Gefühl hab', die Leute, die reden net um den heißen Brei herum . . . ich selbst habe einige gekannt, die hatten Krebs und sind auch gestorben, das ist unendlich schwer, mit diesen Menschen umzugehen, und nicht einen großen Bogen zu machen, dabei ist doch der Krebs das zentrale Thema für die . . . und ich hab mir gedacht, so verhältst du dich einmal nicht . . . ich hab' also gute Erfahrungen gemacht, offen darüber zu sprechen, ich hatte immer das Gefühl, die Leute sind echt dankbar dafür, weil sie dann mit mir wieder umgehen konnten . . . *es ist schon unglaublich, Krebs, so etwas furchtbares, wie das doch ein Rieseneinschnitt in das Leben ist.*"

Auch in der Beziehung zum Ehemann ist ihr wichtig, ja nicht zur Last zu fallen. Sie setzt voraus, daß sie ihren Mann, der nach einem anstrengenden Arbeitstag nach Hause kommt, nicht mit ihren Problemen und Sorgen belasten darf, und empfindet den allein verbrachten Tag als nötig, sich hierfür zu stärken. Die Haltung gegenüber dem Ehemann dient sicherlich auch dazu, die eigenen Ängste und Gefühle zu kontrollieren. Der Spielraum der Patientin hat sich mittlerweile deutlich vergrößert.

Ein weiteres Beispiel soll illustrieren, daß die Patientin zunehmend besser mit Phantasien umgehen kann. Sie produziert eine Erinnerung aus Kindertagen: Am ihrem Kinderzimmer gegenüberliegenden Berghang beobachtete sie eine schnurrende Katze mit ihren Jungen. Nie hat sie einen Kater in der Szene beobachtet. Die Mutter war immer nur für ihre Kinder da. Genau zum richtigen Zeitpunkt, nämlich dann, als die Jungen groß genug waren, auf eigenen Beinen zu stehen, entläßt sie sie in die Selbständigkeit und wendet sich dem wieder auftauchenden Kater zu.

Die Patientin beschreibt dies in durchaus positiver Weise: Eine Mutter soll erst dann wieder die eigenen Bedürfnisse in den Mittelpunkt stellen, wenn dies die Entwicklung der Kinder auch zuläßt. Das Verstoßenwerden bleibt abgewehrt.

Wie eingangs erwähnt, hatte die Patientin ja einen Vater, der die Zweisamkeit mit der Mutter störte, als jener aus der Kriegsgefangenschaft zurückkehrte. In analytischer Sicht läßt sich hier eine traumatisierende Situation vermuten, die sich auch auf die gegenwärtigen Beziehungen auswirkt, so z. B. wenn die eigenen Bedürfnisse in den Hintergrund gestellt werden, da sie eine unerlaubte Belastung darstellen würden.

An anderer Stelle zeigt sich die Patientin ganz verwundert darüber, daß auch heute noch Erlebensweisen in ihr wirken, die sie mit frühen Kindheitserfahrungen verknüpft. So fragt sie sich, warum sie meine, immer etwas Sinnvolles tun zu müssen. Der Vater hatte das Lesen verboten, da es eine nichtsnutzige Tätigkeit sei. Sie las damals heimlich.

Heute noch fällt es ihr schwer, sich in Ruhe hinzusetzen und ohne schlechtes Gewissen zu lesen. Nachdem sie selbst diese Verknüpfung herstellen konnte, gelingt es ihr besser, sich von den Schuldgefühlen freizumachen.

Sie berichtet weiter, einen psychisch schwer kranken Bruder zu haben. Sie kann jetzt Gedanken daran zulassen, einmal so bedrohlich zu erkranken wie er. Sie lernt dadurch, zwischen Phantasie und Realität zu trennen.

Die Patientin kämpft nach wie vor, die eigenen Wünsche und Bedürfnisse besser zu formulieren. Im Vorfeld eines Urlaubs zu zweit mit dem Ehemann, dem ersten, seit sie Kinder hat, entwickelt sie Ängste, daß sie in ihrer Verletztheit den Forderungen und Wünschen des Ehemannes nicht gerecht werden könnte.

In doppelter Hinsicht ist sie zu einer Auseinandersetzung mit ihrer Weiblichkeit gezwungen: Neben dem Verlust der Brust mußte sie auch noch die Hormonpräparate absetzen, die ihr auch nach der Menopause einen Zyklus ermöglichten, wodurch sie jetzt plötzlich und massiv mit Wechseljahresbeschwerden konfrontiert ist.

Am Beispiel Sexualität werden schließlich die Grenzen der bevorzugten Bewältigungsstrategien der Patientin unübersehbar. Im Urlaub gelingt es ihr, sich selbst einzugestehen, daß sie den eigenen Körper neu erobern muß. Es herrschte große Scheu zwischen den Partnern. Jetzt gelingt vorsichtige Annäherung, nachdem sich beide Partner gegenseitig die Verunsicherung zeigen können.

Zum Thema Sexualität sei verallgemeinernd erwähnt, daß nach unseren Erfahrungen im Rahmen des hier vorgestellten Projektes, sich die Frauen besonders allein gelassen fühlten, wenn sie merken, daß sie ihre Sexualität konflikthaft erleben. Hier war es nötig, zu entlasten und zu erklären, daß gerade eine Operation an der Brust nicht ohne Auswirkungen auf das Sexualleben bleibt und daß es hier hilfreich sein kann, sich Zeit zu lassen und den eigenen Körper langsam neu zu entdecken.

Der Verlauf der letzten Stunde sei durch einige Zitate illustriert, um zu zeigen, wie sich der emotionale Spielraum der Patientin erweitert hat.

Während die Patientin zu Beginn der Stunden noch davon sprach, als Turn- und Tanzlehrerin für ältere Menschen aktiv zu werden, so kann sie jetzt sagen:

> „Verstehen Sie, einfach wenn man älter wird, das ist ja, man muß 'ne ganze Menge Abschied nehmen und so, muß einfach Dinge, man kann ganz bestimmte Dinge nicht mehr machen, die man früher gemacht hat. Das ist mir ganz besonders nach meiner Operation, wissen sie, ist mir das aufgefallen."
>
> „Gott und die Welt hat gesagt: 'Meine Güte, sind Sie aber, was bist Du stark, Du bist so stark, Du schaffst das schon', ach, wissen Sie, ich kann das nicht mehr hören. Ich, ich denk da so manchmal, meine Güte, warum hast du dich nicht einfach fallen lassen, ja. Aber dann hab ich immer, ich hab gedacht, dann verlier ich mich, wenn ich mich fallenlasse und das stimmt ja gar nicht."

Auch in der Beziehung zum Ehemann hat sich die Qualität ihrer Gefühle geändert. Die Patientin kann jetzt ganz liebevoll sagen „Ach, wir zwei Alten" und beschreiben, wie sie beide ganz in Ruhe auch unspektakuläre Dinge tun, z.B. Kreuzworträtsel lösen. Sie erlebt ihren Körper mit mehr Genuß, so z. B. beim Eincremen nach dem Duschen. In der sexuellen Beziehung zum Ehemann kann sie ihre eigenen Bedürfnisse besser einbringen, was beide Partner als Bereicherung erleben.

Sie erzählt von der aufwendigen Näharbeit eines Patchwork-Rockes. Der Gedanke an die Endlichkeit des Lebens lähmt sie nicht mehr. Er macht sogar neue Aktivitäten in der Zukunft möglich.

Über die Ursache der Erkrankung berichtet die Patientin keinerlei Phantasien. Sie nimmt ihre Krebserkrankung letztendlich fatalistisch als gegeben hin.

Versucht man, den hier nur auszugsweise dargestellten individuellen Verlauf der 12stündigen Kurztherapie einer Brustkrebspatientin nochmals stark verkürzt zusammenzufassen, so ist folgendes festzuhalten: Zu Beginn der Behandlung bestand ein ausgeprägter Realitätsbezug bei gleichzeitig starker unbewußter Dynamik. In Übertragung und Gegenübertragung entwickelte sich rasch eine unbewußte Beziehung zwischen Mutter und Tochter. Die Abwehr lockerte sich in dem Maße, als sich ein Vertrauensverhältnis entwickelte. Die zentralen Konflikte um „stark vs. schwach“, „autonom vs. abhängig“ und „Älterwerden und Weiblichkeit“ und die damit verbundenen Bewältigungsstrategien wurden in ihrer unbewußten Bedeutung verstanden und ermöglichten eine ungeahnte Erweiterung des emotionalen Spielraums.

VI. Zusammenfassung und Ausblick

Die vorliegende Arbeit versteht sich als Beitrag zur immer noch verbesserungswürdigen psychosozialen Nachsorge für Frauen mit Brustkrebs. Orientiert am Konzept des sog. zweidimensionalen Ansatzes von Forschung in der Psychoanalyse (Kutter 1985) wird die Wirkung einer psychoanalytischen Kurztherapie auf Krankheitsverarbeitung und Befindlichkeit von Brustkrebspatientinnen mit Hilfe eines speziellen quasi-experimentellen Versuchsplans untersucht und mit derjenigen eines leicht modifizierten Autogenen Trainings sowie mit einer nicht psychotherapeutisch behandelten Kontrollgruppe verglichen. Psychoanalytische Kurztherapie wird dabei als prototypische Vertreterin aus einer Gruppe von Verfahren betrachtet, die es Patient/inn/en aufgrund einer vergleichsweise geringen Binnenstrukturierung der therapeutischen Situation ermöglichen, ihre je individuellen Bedürfnisse in spezifischer Weise einzubringen und zu reflektieren. Diesem Merkmal des therapeutischen Ansatzes entsprechend können im Rahmen quantitativer Datenanalysen zunächst Hinweise darauf gefunden werden, daß die Entscheidung von Patientinnen für eine psychoanalytische Kurztherapie durch bestimmte postoperativ verfügbare Formen der Krankheitsverarbeitung wie Problemanalyse und Regressionsbereitschaft begünstigt wird. Darüber hinaus erbringt die quantitative Auswertung aber bis auf eine Ausnahme keine Hinweise auf eine differentielle Wirkung der psychoanalytischen Kurztherapie oder des Autogenen Trainings in bezug auf Krankheitsverarbeitung und Befindlichkeit der Patientinnen. Vielmehr zeigt sich primär eine von der Art der Intervention unabhängige Verringerung depressiv-ängstlicher Befindlichkeiten. Dieser Befund wird unter verschiedenen methodischen (Stichprobenumfang, u. U. nicht-optimale

Auswahl von Meßzeitpunkten) und inhaltlichen Aspekten [geringes Morbiditätsrisiko der Erkrankung im Sinne von Andersen (1992) sowie geringe Strukturierung des therapeutischen Ansatzes] kritisch diskutiert. Zugleich wird darauf hingewiesen, daß aus diesem Ergebnis nicht der Schluß zu ziehen ist, bei Patientinnen mit einem geringen Morbiditätsrisiko auf den Einsatz von Psychotherapie zu verzichten.

Im Unterschied zu den Ergebnissen der quantitativen Auswertung ergibt sich im Rahmen qualitativ-interpretativer Überlegungen unter Einbeziehung einer kasuistischen Darstellung eine positivere Einschätzung des Prozesses und der Ergebnisse der durchgeführten psychoanalytischen Kurztherapien. Im Hinblick auf den jeweiligen Anteil supportiver und expressiv-konfrontativer Aspekte des therapeutischen Vorgehens unterscheiden sich die Verläufe der einzelnen Behandlungen in hohem Maße von Patientin zu Patientin. So zeigt etwa die dargestellte Kasuistik einen Verlauf, der zu Beginn durch eine supportive Phase mit stärkeren Widerständen gekennzeichnet ist, an den sich eine Phase der Auflockerung der Abwehr mit der Möglichkeit zu konfrontativen Deutungen anschließt, während gegen Ende der Behandlung sich wieder Abwehr aufbaut. In anderen Fällen konnte dagegen fast nur supportiv gearbeitet werden.

Auch in bezug auf die Themen, die die Patientinnen, bestimmt durch ihre jeweilige psychische Verfassung, in die Behandlungen einbrachten, zeigt sich insgesamt eine große Vielfalt. Das Thema des unausweichlichen Endes wurde jedoch, auch bezogen auf Sterben und Tod, wenn nicht von der Patientin, so doch von der Therapeutin immer angesprochen.

Versucht man, zusammenfassend anzugeben, welche Ergebnisse psychoanalytischer Kurztherapie für Patientinnen mit Brustkrebs als für diesen Ansatz charakteristisch angesehen werden könnten, so wären in erster Linie eine Erweiterung emotionaler Spielräume, auch im Umgang mit Phantasien, sowie Ansätze zu einer Veränderung lebensgeschichtlich geprägter Bewältigungsformen zu nennen. Diese wären dann freilich nicht länger nur auf die Reduzierung der mit einer Krebserkrankung verbundenen Belastungen gerichtet, sondern auch auf die in diesem Kontext (wieder) aktualisierten intrapsychischen und zwischenmenschlichen Konflikte.

Eine der Aufgaben zukünftiger Forschung zur Wirksamkeit von Psychotherapie bei Krebspatient/inn/en besteht sicherlich darin, zu klären, wie eher unmittelbar an den Bedürfnissen der Patient/inn/en orientierte und weniger stark strukturierte Ansätze angemessen unter Feldbedingungen evaluiert werden können (vgl. auch Schaffer 1994). Zu hoffen bleibt, gerade auch im Hinblick auf psychoanalytische Ansätze, daß eine ausdrückliche Erweiterung des Begriffs der Bewältigung in der zuletzt angedeuteten Richtung einen sinnvollen Beitrag hierzu darstellt.

Literatur

Andersen BL (1992) Psychosocial interventions for cancer patients to enhance the quality of life. J Consult Clin Psychol 60: 552–568

Basham RB (1986) Scientific and practical advantages of comparative design in psychotherapy outcome research. J Consult Clin Psychol 54: 88–94

Brähler E, Scheer J (1983) Der Gießener Beschwerdebogen (GBB). Huber, Bern Stuttgart Wien

Buddeberg C (1992) Brustkrebs. Psychische Verarbeitung und somatischer Verlauf. Schattauer, Stuttgart

Cook TD, Campbell DT (1979) Quasi-Experimentation. Design and analysis issues for field settings. Rand McNally, Chicago

Ensel WM (1986) Measuring depression: CES-D scale. In: Lin N, Dean A, Ensel WM (eds) Social support, life events, and depression. Academic Press, Orlando Fl

Ferring D, Filipp S-H (1989) Der Fragebogen zur Erfassung gesundheitsbezogener Kontrollüberzeugungen. Z Klin Psychol 18: 144–158

Frischenschlager O, Brömmel B, Russinger U (1992) Zur Effektivität psychosozialer Betreuung Krebskranker – Eine methodenkritische Literaturübersicht (Stand: Dezember 1990). Psychother Pychosom Med Psychol 42: 206–213

Gordon WA, Freidenbergs I, Diller L, Hibbard M, Wolf C, Levine L, Lipkins R, Ezrachi O, Lucido D (1980) Efficacy of psychosocial intervention with cancer patients. J Consult Clin Psychol 48: 743–759

Hautzinger M (1988) Die CES-D Skala. Ein Depressionsmeßinstrument für Untersuchungen in der Allgemeinbevölkerung. Diagnostica 34: 167–173

Hofmann JM, Kutter P (1991) Konstitution und Konsolidierung. Erster Zwischenbericht zu dem aus Mitteln Dritter geförderten Forschungsprojekt „Krankheitsverarbeitung als biographische Integration: Psychoanalytisch orientierte Beratung für Patientinnen mit Mamma-Carcinom. Institut für Psychoanalyse, J. W. Goethe-Universität, Frankfurt/M

Hofmann JM, Thums D, Kutter P (1992) Psychodynamik und Krankheitsverarbeitung bei Patientinnen mit Mamma-Carcinom: Erste Ergebnisse einer psychoanalytischen Interventionsstudie. (Geringfügig überarbeitete Fassung eines Vortrags auf der 36. Tagung des DKPM in Esslingen im März 1992). Institut für Psychoanalyse, J. W. Goethe-Universität, Frankfurt/M

Kutter P (1985) Psychoanalytische Interpretation und empirische Methoden. Ein zweidimensionaler Ansatz von Forschung in der Psychoanalyse. Fachbuchhandlung für Psychologie, Verlagsabteilung, Frankfurt/M

Laux L, Glanzmann P, Schaffner P, Spielberger CD (1981) Das State-Trait Angstinventar. Beltz, Weinheim

Lienert GA (1969) Testaufbau und Testanalyse, 3., durch einen Anhang über Faktorenanalyse ergänzte Auflage. Beltz, Weinheim

Luborsky L (1988) Einführung in die analytische Psychotherapie. Ein Lehrbuch. Springer, Berlin Heidelberg New York Tokyo

Muthny FA (1989) Freiburger Fragebogen zur Krankheitsverarbeitung. Manual. Beltz, Weinheim

Schaffer L (1994) Psychosoziale Interventionen bei Krebspatienten. Eine Übersicht. In: Heim E, Perrez M (Hrsg) Krankheitsverarbeitung. Jahrbuch der Medizinischen Psychologie, Bd 10. Hogrefe, Göttingen, S 170–191

Stiefel F (1995) Flims 95: The united psychotherapeutic interventions of psycho-oncology. Supportive Care in Cancer 3: 215–216

Stump S, Koch U, Kepplinger J (1995) Effekte einer kontrollierten psychoonkologischen Kurzzeitintervention in der stationären Krebsrehabilitation. Vortrag, 5. Kongreß der Deutschen Gesellschaft für Verhaltensmedizin und Verhaltensmodifikation, Bad Kreuznach, 29. März bis 1. April 1995

Unerwartete Genesung von Krebskranken: Wie sich Patienten ihr Überleben erklären*

W. Berland

Warum überleben manche Krebspatienten mit sehr schlechten Aussichten die Prognosen ihrer Ärzte? Tragen psychosoziale Faktoren zu dieser unerwarteten Genesung bei? Das war eine zentrale und oft auch umstrittene Frage auf dem Feld der psychosozialen Krebsforschung. Experten haben darüber diskutiert, ob die vorliegenden Studien überhaupt eine gesicherte Schlußfolgerung zulassen.

In einem Versuch, den gegenwärtigen Wissenstand über mögliche psychosoziale Faktoren in der Lebenserwartung Krebskranker zu erweiten, führte ich eine großteils qualitative Studie mit 33 Personen durch, die trotz aussichtsloser medizinischer Prognosen für längere Zeit überlebt haben. Zur Datengewinnung wandte ich mich an die Patienten selbst. Ich wollte herausfinden, wie sie sich ihr Überleben erklärten.

Andere Forscher haben bereits die Bedeutung der inneren Dimension der Krankheit für die Untersuchung unterstrichen. Vom Standpunkt einer existentiellen bzw. humanistischen Psychologie aus behauptet Maslow, daß das Überzeugungssystem einer Person bezüglich ihrer Krankheit und dessen Bedeutung eine erstrangige Quelle von brauchbaren Daten für das Verständnis des Krankheitserlebnisses und der Genesung darstellen. Giorgi (1985) und May (1958) stimmen überein, daß die phänomenologischen Berichte der Patienten einen unschätzbaren Beitrag zum Verständnis der gelebten Erfahrung liefern. Steven Greer, ein führender Wissenschafter auf dem Gebiet der psychosozialen Onkologie, hat betont, daß retrospektive Forschung, bei der Daten unter recht unkontrollierten methodologischen Bedingungen gesammelt werden, dennoch zu entscheidenden Einsichten und Hypothesen geführt haben, die in

* Dieser Artikel wurde mit freundlicher Genehmigung der Herausgeber der Zeitschrift Advances 11/4 entnommen. Aus dem Englischen übersetzt von Chr. Prainsack, Wien

strenger kontrollierten Vergleichsuntersuchungen, in Längsschnitt- oder prospektiven Studien getestet werden können.

Die Zuverlässigkeit der Daten

Als ich mich darauf einließ zu untersuchen, wie Krebspatienten ihre eigene Genesung sehen, wurde die Validität und Sinnhaftigkeit solcher Daten zweifach in Frage gestellt. Erstens, mit welchem Recht können wir behaupten, daß retrospektiv erhobene Selbstbeurteilungen überhaupt valide sind? Und zweitens, woher können wir wissen, daß die Berichte von Patienten über sich selbst irgendwie mit Faktoren in Beziehung stehen, die den Heilunsgprozeß und die Lebenserwartung beieinflussen?

Was die erste Frage betrifft, so lautet ein Haupteinwand der Wissenschafter, daß sich Menschen nicht exakt an Ereignisse, Gefühle und/oder Selbstrepräsentationen zu einer früheren Zeit erinnern können. Außerdem könnten diese Erinnerungen von jüngeren Erlebnissen überformt sein. Gerade Krebspatienten, die lange überlebt haben oder unerwartet gesundet sind, könnten glauben, daß Lebensveränderungen während ihrer Krankheit zu dieser beigetragen haben. Oder sie könnten einem Ereignis im nachhinein Bedeutung zuschreiben, einfach, weil es eben eingetreten ist (ein Phänomen, das neuerdings als „meaning-after-effect“ [nachträgliche Interpretation] bezeichnet wird). Man fragt sich, ob Patienten zwischen ihren vergangenen und gegenwärtigen Verhaltensweisen, Motiven und Persönlichkeiten unterscheiden können.

Wie kann man bei psychosozialen Untersuchungen also wissen, ob Personen, bei denen die Krankheit bereits vor vielen Jahren diagnostiziert worden ist, ihre Erinnerung nicht bis hin zu einer Art Selbstbetrug verzerren? Wären ihre Angaben zu einem früheren Zeitpunkt anders ausgefallen?

Ich glaube, daß man als Forscher eine qualitativ-retrospektive Studie mit Krebspatienten so gestalten kann, daß die damit verbundenen methodologischen Schwierigkeiten ausgeglichen und sinnhafte Daten produziert werden. Beispielsweise kann man sich dagegen schützen, daß Personen unwissentlich ihre Geschichte durch ihre Überzeugungssysteme oder durch Erwartungen verzerren, die sie beim Untersuchungsleiter vermuten, indem man Hilfsmittel wie die Social Desirability Scale (Soziale Erwünschtheitsskala, Anm) verwendet, die die Tendenz mißt, sich selbst oder andere zu täuschen, um sozial akzeptiert zu werden.

In meinen eigenen Untersuchungen erschien mir die Anwendung

dieser Skala nicht notwendig. In Anbetracht des Verhaltens der großen Mehrheit der Teilnehmer, ihrer verbalen und nonverbalen Rückmeldungen und ihrer Antworten auf meine vielfältigen Fragen glaube ich nicht, daß sie hier hohe Punktewerte erzielt hätten (was sie als Selbstbetrüger entlarvt hätte). Kurz gesagt, mein klinischer Eindruck von meinen Teilnehmern sagte mir, daß sie sich weder selbst betrogen noch belogen haben. Obwohl man sich in den psychosozialen Wissenschaften auf solche klinischen Beobachtungen kaum verläßt, glaube ich, daß sie genauso exakt wie Hilfsmittel von der Art der Marlow-Crown-Skala sind.

Meine Einschätzung der Patienten beruht teilweise auch auf den psychologischen Veränderungen, von denen sie erzählten. Viele von ihnen glaubten, daß sie sich in der Vergangenheit zu sehr bemüht hatten, es anderen recht zu machen – das heißt, bei ihren Antworten auf Fragen mehr die Sichtweise des anderen wiederzugeben, anstatt zu ihren eigenen Gefühlen und Meinungen zu stehen –, und daß sie jetzt nicht mehr so handelten. Sie sagten, der Genesungsprozeß habe sie gelehrt, ihre eigenen Bedürfnisse zu erkennen und ihnen Ausdruck zu verleihen. Diese Menschen, die alle dem Tod in die Augen geblickt hatten, schienen sich nicht mehr darum zu kümmern, was andere über die Art dachten, wie sie mit ihrer Krankheit umgingen. Sie waren darauf bedacht, ihre Erfahrungen und ihre Bewältigungsstrategien genau und ehrlich zu beschreiben, damit andere, die sich in einer ähnlich bedrohlichen Situation befanden, davon profitieren könnten.

Weiters forderten sie im allgemeinen nicht andere dazu auf, den gleichen Weg zu beschreiten – ein solches Verhalten hätte dem inneren Konstrukt des „richtigen Weges" zur Heilung widersprochen. Sie empfahlen nämlich ganz im Gegenteil, daß andere ihren eigenen Weg zur Heilung gehen und „ihrer eigenen Wahrheit" entsprechen müßten. [Diese Einstellung beobachtete bereits Roud (1985) in einer ähnlichen Studie.] Zusammengenommen überzeugt mich das, meine qualitativen Daten ernstzunehmen, und die Erzählungen dieser Menschen nicht als Produkte ihres Bedürfnisses zu gefallen oder zu beeindrucken abzutun.

Wissenschaftler ohne klinische Erfahrung haben verständlicherweise gewisse Schwierigkeiten mit derartigen Daten. Aber als jemand, der seit über eine mehr als 15jährige Erfahrung in der klinischen Arbeit mit Krebskranken verfügt, ist es für mich evident, daß die meisten Patienten Einblick in sich selbst haben, in die Veränderungen, die in ihnen vorgehen, in die Faktoren, die diese auslösen, und deren Auswirkungen auf Lebensqualität und Gesundheit. Der Fall, daß sie diese Vorgänge und

Erfahrungen wesentlich einfühlsamer und detailreicher beschreiben als die gebräuchlichen „Instrumente" der Sozialwissenschaften, tritt öfter ein als sein Gegenteil.

Ebenso darf man nicht vergessen, daß die standardisierten Meßwerte ihre eigenen Grenzen haben. Warum soll man Selbsbeurteilungen, anstatt sie auszuschließen, nicht auswerten und dabei ein geübtes Auge auf die Selbsttäuschung haben?*

Die zweite haarige Frage zu unserer Art von Untersuchung lautet: „Woher wollen wir wissen, ob die von den Patienten beschriebenen psychosozialen Veränderungen irgendetwas mit der Genesung zu tun haben?" Die einfache Antwort ist, daß wir das nicht mit Sicherheit wissen können. Aber die Ergebnisse meiner Studie und jene anderer wollen nicht in einem Vakuum gesehen werden. Sie können und sollen im reichen Umfeld der vielen anderen, methodisch „strengeren" Studien betrachtet werden, die Muster von psychosozialen Faktoren und/oder Veränderungen entdeckt haben, die unerwartetem Überleben vorausgehen. Diese Studien (die meisten Querschnittsuntersuchungen, manche auch im Längsschnitt oder prospektiv) haben hinreichende Belege dafür geliefert, daß bestimmte Copingstile, Persönlichkeitseigenschaften und Geisteshaltungen mit verlangsamtem Fortschreiten der Krankheiten und längerer Lebenserwartung einhergehen. In diesem weitergefaßten Kontext können diese qualitativen und/oder retrospektiven Studien dazu dienen, unser Verständnis dieser Faktoren zu bereichern, die vielleicht – in manchen Bereichen – zur unerwarteten Genesung beitragen. Ich/er werde auf diese Belege später zurückkommen, da noch ein weiterer Punkt von Bedeutung ist.

Obwohl diese „strengeren" Studien mit Krebspatienten auf Verbindungen zwischen psychosozialen Faktoren und dem Ausgang der Krankheit hindeuten, haben sie nicht auf die abgezielt, die hinter völlig unerwartetem Überleben stecken. In meinen Augen scheinen sich die

* Eine prospektive Studie mit Menschen, die Krebs überleben, würde natürlich handfestere Daten über Einflüsse von Attributionsstil und andere psychosoziale Faktoren liefern. Aber wie der Mediziner C. Hirshberg, Koautor eines Buches über Spontanremissionen (O'Rean und Hirshberg 1993) und einer Studie über unerwartete Genesung (Hirshberg und Barasch 1995), festgestellt hat, sind Forscher oft gar nicht gewillt oder in der Lage, eine solche Studie durchzuführen, da so wenige Patienten mit schlechten Prognosen überleben (persönliche Mitteilung Hirshbergs bei einem Treffen im Dezember 1994). Eine derartige Studie müßte tausende von Krebspatienten erfassen, um zu wenigen Fällen von echten unerwarteten Gesundungen zu kommen, was wiederum die statistische Aussagekraft einschränkt

Faktoren, die einen günstigen Ausgang ankündigen (relativ höhere Lebenserwartung und weniger Rückfälle), mit jenen zu überschneiden, die bemerkenswerte Erholungen voraussagen. Aber es sind Untersuchungen notwendig, um zweitere so genau wie möglich festzunageln, auch wenn die Erforschung eines so seltenen medizinischen Phänomens so viele methodisch sensible Bereiche aufweist.

Ich selbst sehe meine Studie, die qualitative Daten über die Attributionen von Patienten und über andere psychosoziale Faktoren liefert, als Beitrag zur Erforschung der psychologischen Faktoren, die Widerstandsfähigkeit gegen Krebs fördern. Durch die Verwendung einer Reihe von offenen und strukturierten Interviewfragen möchte ich die psychologische und existentielle Dimension der Krebsgenesung untersuchen. Durch das Studium jener, die unerwartet und erfolgreich die fortgeschrittene Krankheit überwunden haben, erlangen wir vielleicht ein weitaus tieferes Verständnis der psychosozialen Veränderungen, die Genesung ankündigen.

Teilnehmer und Methoden

An der Studie nahmen 33 Personen teil, 23 weiblich, zehn männlich. Elf wurden von sechs Onkologen an mich verwiesen, weitere 16 von zehn „Alternativmedizinern", sechs waren Bekannte von mir (drei davon Klienten). Keiner der „Alternativmediziner" hatte mir mehr als zwei Personen zugewiesen. Die Ärzte wurden gefragt: „Wie hoch war Genesungswahrscheinlichkeit nach dem medizinischen Konsens zum Zeitpunkt der Diagnose?" Bei zwanzig Prozent oder weniger wurde dann von einer „unerwarteten Reaktion" gesprochen. [Wie mir in persönlichem Gespräch erklärt wurde, war diese Zugangsweise auch in der einzigen anderen qualitativen Studie dieser Art von Roud (1985) erfolgreich gewählt worden].

Obwohl die prognostizierte Lebenserwartung kein Selektionskriterium war, wurde festgestellt, daß allen Teilnehmern von ihren Ärzten eine Wahrscheinlichkeit, die nächsten fünf Jahre zu überleben, von weniger als 20 Prozent angegeben worden war. Zur Zeit der Interviews hatten 28 von 33 Personen (85%) länger als fünf Jahre seit der Diagnose überlebt – einige von ihnen mehr als 15 Jahre. Von den übrigen fünf Patienten mit jüngeren Diagnosen sollte nach den Erwartungen der Ärzte zum Zeitpunkt des Interviews keiner mehr am Leben sein.

Nach den Informationen der Ärzte über 30 der Patienten hatten 13 von ihnen (39%) eine Chance zwischen Null und fünf Prozent, den gegenwärtigen Gesundheitszustand zu erreichen, bei dreien (9%) lag diese Wahrscheinlichkeit zwischen fünf und zehn Prozent, bei 14 (42%) zwischen zehn und 20 Prozent.

Um diese Personen zu untersuchen, verwendete ich Selbstbeurteilungen und Tiefeninterviews. In einem ersten Schritt wurden ihnen ein Bündel von Unterlagen zugeschickt, das einen demographischen Fragebogen und zwei Selbstbeurteilungsinstrumente enthielt, den „Medicine Pie Chart" (Medizinisches Kreisdiagramm; Anm.) und den Health Attribution Test (Gesundheits-Attributions-Test).

Die Medicine Pie Chart ist ein Instrument, um spezifische Faktoren zu erfassen, denen Patienten ihre Gesundung zuschreiben. Jeder Teilnehmer erhielt einen vorgezeichneten Kreis, den er so unterteilen sollte, daß die Größe der einzelnen „Stücke" ihre Bedeutung für die Genesung wiedergab. Dieses Diagramm wurde vor den Interviews angefertigt und minimierte so einerseits die Gefahr eines systematischen Fehlers, wie es andererseits eine Basis für das Tiefeninterview bot. Der Health Attribution Test mißt, was Menschen in bezug auf ihre Verantwortung und ihre Kontrolle über Gesundheit und Krankheit glauben.

Auf der zweiten Stufe der Studie stand ein unstrukturiertes und teilstrukturiertes Interview, das darauf abzielte, die Erklärungen der Patienten für ihre Heilung zu überprüfen. Im unstrukturierten Interview wurden die Teilnehmer gefragt, was nach ihrem Gefühl zu ihrer bemerkenswerten Erholung von Krebs beigetragen habe. Diese direkte, offene Frage bot ihnen Gelegenheit, ihre eigenen Erklärungen zu artikulieren. Die Absicht hinter dieser Frage bestand darin, Antworten zu erhalten, die völlig oder zumindest großteils von Effekten unbeeinträchtigt waren, die sich aus der Fragestellung, den Anliegen oder den Vorgehensweisen der Interviewer ergeben könnten. Ich wollte eine möglichst „saubere" erste Antwort erhalten.

Als nächstes wurden die Personen gebeten, die Faktoren, die sie in ihrem Kreisdiagramm angegeben hatten, näher auszuarbeiten. Dabei kamen Themen zum Vorschein, die bisher noch nicht angeschnitten worden waren, aber wichtige Punkte aus der psychoonkologischen Literatur widerspiegelten – beispielsweise Meinungen über die persönliche Verantwortlichkeit für die Genesung, Veränderungen im Ausdruck von Gefühlen und Bedürfnissen während der Krankheit, und andere Änderungen, von denen die Teilnehmer glaubten, daß sie ihre Wiederherstellung beeinfußt hatten.

Mehrere Faktoren beeinflußten die Wahl der Auswertungsmethoden der Eigenberichte und Tiefeninterviews. Ich stützte mich dabei besonders auf die Typ-C-Studien von Lydia Temoshok. „Sowohl aus Tiefeninterviews als auch aus Eigenberichten abgeleitete Daten bieten innerhalb einer Studie verschiedene, konvergierende und/oder interagierende methodologische Blickwinkel auf ein gegebenes Konstrukt, und sind manchmal der einzige Weg, bestimmte wichtige Unterschiede festzustellen." (Temoshok und Heller 1984)

Ergebnisse der Selbstbeurteilung

Der Medicine Pie Chart ergab eine aufschlußreiche Repräsentation der Faktoren, denen die Teilnehmer ihre Gesundung zuschrieben. Um diese Information zu verdichten, wurde aus allen Erklärungen ein zusammenfassendes Kreisdriagramm konstruiert. Das Ergebnis findet sich in Abb. 1.

Die fünf am häufigsten erwähnten Erklärungen mit den ihnen zugeordneten Prozentzahlen aus dem Gesamtdiagramm lauten: Unterstützung durch Familie und Freunde (16.5), Einstellungsfaktoren (15.9), medizinische Behandlung (13.8), Spiritualität (9.9) und alternative Behandlungen (8.5).

Trotz des großen Interesses, das zur Zeit am Verhältnis zwischen

Erklärungen	Prozent
Familie und Freunde	16,5
Einstellung	15,9
Medizinische Behandlung	13,8
Spiritualität	9,9
Alternative Behandlung	8,5
Arzt	8
Gott	4,7
Meditations- und Visualisierungstechniken	4,5
Ernährung	3,2
Gruppentherapie	2,8
Individualtherapie	2,7
Arbeit und Spiel	2,3
weniger als 1,5%: Gene, Früherkennung, Glück, Bücher, Stressverminderung, Arbeit am Körper	

Abb. 1. Zeigt das medizinische Diagramm, das aus den 33 Diagrammen der Teilnehmer konstruiert wurde, in dem sie Faktoren angaben, die ihrer Meinung für ihre unerwartete Genesung verantwortlich waren. Ein bemerkenswertes Ergebnis ist, daß die Erklärungen aus den Bereichen Spiritualität, Einstellungen und Verhalten (wie Unterstützung durch die Familie, Individual- und Gruppentherapie, Visualisierung und Gott) einen doppelt so hohen Anteil erhalten als medizinische Gründe (wie schul- oder alternativmedizinische Behandlung, Bedeutung des Arztes, frühes Erkennen der Krankheit) – 61,2 gegenüber 31,5 Prozent

Streß und Immunsystem besteht, werteten die Teilnehmer eine Streßreduktion nicht als bedeutenden Faktor; im Gesamtdiagramm ist sie nur mit 0.6 Prozent vertreten. Und obwohl mehr als die Hälfte der Teilnehmer eine Individual- oder Gruppenpsychotherapie besuchten, und einige von ihnen die therapeutische Arbeit auch als ganz entscheidend für ihre Genesung betrachteten, sind die Prozentzahlen aus dem Gesamtdiagramm sehr niedrig (2.7 für Individual-, 2.8 für Gruppentherapie). Ein Grund für diese minimale Bedeutung liegt vermutlich darin, daß die Befragten anscheinend dazu tendierten, ihre einstellungsmäßigen und spirituellen Wandlungen als von der Therapie unabhängig zu sehen, obwohl vielleicht durch die therapeutische Arbeit gerade die Voraussetzungen für diese geschaffen wurden.

Das Schlüsselergebnis ist denn auch, daß die Unterstützung durch Familie und Freunde und Einstellungsveränderungen die bedeutsamsten Erklärungen für die Gesundung waren – und sogar die Rolle der medizinischen Behandlung übertrafen, egal, ob es sich bei dieser um eine konventionelle oder alternative handelte. (Interessanterweise gaben nur fünf von 33 Teilnehmern einen Wert von 50 Prozent oder mehr für die medizinische Behandlung an – davon drei für eine konventionelle, zwei für eine alternative.) Zusammengefaßt erhalten die Erklärungen aus den Bereichen Spiritualität, Einstellungen und Verhalten (wie Unterstützung durch die Familie, Individual- und Gruppentherapie, Visualisierung und Gott) einen doppelt so hohen Anteil als medizinische Gründe (wie schul- oder alternativmedizinische Behandlung, Bedeutung des Arztes, frühes Erkennen der Krankheit) – 61.2 gegenüber 31.5 Prozent. Die restlichen 7.2 Prozent stehen mit physisch orientierten Faktoren in Beziehung, wie Ernährung, Körpertraining und Streßverminderung.

Anders formuliert, die Teilnehmer maßen Faktoren abseits der medizinischen Behandlung doppelt so viel Bedeutung für ihre Genesung zu. Dieses Ergebnis ist bis jetzt nirgendwo anders berichtet worden.

Auf einem verwandten Feld entdeckte der Onkologe Coates (1992), als er den prognostischen Nutzen von Lebensqualität-Scores während einer Chemotherapie untersuchte, daß solche nichtmedizinischen Faktoren wie Lebensqualitätsmaße (die erhoben wurden, bevor die Patienten objektives Fortschreiten der Krankheit während der Behandlung zeigten) in der Lebenserwartung eine Rolle spielen, unabhängig von anderen Faktoren. Coates und Kollegen empfahlen, diese Maße in klinischen Versuchen als potentielle Prädiktoren für die Überlebenswahrscheinlichkeit von Krebspatienten auszuwerten und festzuschreiben.

In einer Linie mit dieser Empfehlung glaube ich, daß sich aus den Ergebnissen des Kreisdiagramms wichtige Folgerungen für Forscher, Ärzte und andere Berufe im Gesundheitswesen ableiten lassen. Emotionale und einstellungsmäßige Faktoren müssen als wichtige Elemente in der Patientenpflege anerkannt werden. Weiters dürfen Patienten nicht als diagnostische Kategorien betrachtet werden, sondern als Menschen mit einzigartigen Problemen und Bedürfnissen.

Das zweite Selbstbeurteilungsmaß, der Health Attribution Test – HAT –, wurde 1977 von Jeanne Achterberg und Frank Lawlis entwickelt. Dieser Fragebogen mit 22 Items ist hochreliabel, wenn die Reaktionen von Patienten auf Krankheit und medizinische Behandlung analysiert werden sollen.

Grundsätzlich beschreibt das HAT-Profil das Ausmaß, indem Personen glauben, daß sie ihre physische Gesundheit selbst kontrollieren können, oder daß die Verantwortung für ihre Gesundheit in den Händen anderer liegt, vor allem von Ärzten, oder ob sie glauben, daß Gesundheit eine Frage von Schicksal, Zufall oder Mächten ist, die außerhalb ihres Einflußbereichs liegen. Der Test wurde hier verwendet, um ein objektives

Maß zum Vergleich mit den Ergebnissen aus den Interviewdaten über Erklärungen für die Genesung zu erhalten.

Der Test mißt die Überzeugungen auf drei Achsen – interne, mächtige andere, und Zufall. Hohe Werte auf der internen Achse zeigen Gefühle der persönlichen Verantwortung an, niedere Werte Gefühle der Ohnmacht, seine Gesundheit positiv beeinflussen zu können. Hohe Scores in „mächtige andere" ist ein Indikator für Gefühle der Abhängigkeit, niedere für eine Art von Unabhängigkeit, aber auch für mangelndes Vertrauen in das medizinische Fachpersonal. Viele Punkte auf der Zufallsskala bedeuten einen starken Glauben an unbekannte Mächte, die die Gesundheit beeinflussen, wenige die Überzeugung, daß Schicksal in bezug auf Gesundheit keine Rolle spielt.

Die Ergebnisse werden in sogenannten Sten-Werten ausgedrückt, die zwischen eins und zehn liegen. (Im Wort „Sten" sind die Begriffe „standardisiert" und „zehn" zusammengezogen.) Werte von eins bis drei sind niedrig, von vier bis sieben durchschnittlich, von acht bis zehn hoch. Abbildung 2 zeigt die Resultate.

Die mittleren Sten-Werte zeigen, daß die Teilnehmer auf den Achsen intern und mächtige andere im mittleren Bereich liegen – bei Werten von 6.83 und 4.03; aber auf der Zufallsskala, die den Glauben mißt, daß Schicksal oder Zufall für die Genesung verantwortlich waren, fallen sie mit einem Wert von 3.67 zwischen den mittleren und niedrigen Bereich. Das läßt erkennen, daß sie den günstigen Ausgang am ehesten Faktoren zuschrieben, die in ihnen selbst lagen, als mächtigen anderen oder dem Zufall. In Übereinstimmung mit diesen Resultaten kann man sagen,

Statistiken	interne	mächtige andere	Zufall
Mittelwert	6.83	4.03	3.67
Standardabweichung	2.1	1.86	2.01

Abb. 2. HAT-Sten-Werte. Die Werte des Health Attribution Tests zeigen, wen oder was Personen als für ihre Gesundheit verantwortlich halten – sich selbst, andere oder das Schicksal. Die 33 Teilnehmer dieser Studie sahen den Schwerpunkt bei sich selbst. Auf der Zufallsskala erzielten sie niedere Werte (von 1 bis 3), was bedeutet, daß Schicksal nicht als wichtiger Faktor in ihrer Gesundheit gesehen wurde, und ebenso waren ihre Werte auch der „mächtige andere"-Skala extrem niedrig (4.03 in einem Bereich, der von 3 bis 7 reicht), was einen Hang zur Unabhängigkeit und zu mangelndem Vertrauen in medizinisches Fachpersonal andeutet. Gleichzeitig lagen die Werte auf der internen Skala im oberen Durchschnittsbereich (beinahe 7), was einen Sinn für Eigenverantwortung für die Gesundheit beweist

daß sich die internen Werte im oberen, die „mächtige andere"-Werte im unteren Durchschnittsbereich befanden. Bezogen auf die Gesamtpopulation (wie andere Studien zeigen) lagen die Zufalls-Werte unter dem Durchschnitt.

Zusammengefaßt zeigt das Werteprofil, daß fast die Hälfte der Teilnehmer (14 von 30, da drei aus unterschiedlichen Gründen den HAT nicht ausgefüllt hatten) „sehr hohe" oder „hohe" Werte auf der internen Skala erzielten. Das wiederum heißt, daß die Teilnehmer wesentlich stärker als die Norm dazu tendierten, ihre Gesundung ihren eigenen Anlagen zuzuschreiben als dem Einfluß von Experten oder Schicksal.

Drei Zugänge zur Heilung

Als nächstes analysierte ich die Antworten aus dem Kreisdiagramm und dem HAT im Zusammenhang mit den Interviewdaten auf der Suche nach Mustern von Verhaltensweisen, Einstellungen, Erklärungen und anderen Faktoren. (Abb. 3 gibt einen Überblick über die Antworten auf die Interviewfragen; diese sollen in Kürze näher betrachtet werden.) Die Gesamtheit der Daten führte zur Entdeckung, daß sich die Personen in drei Gruppen einteilen ließen. Eine Gruppe war hauptsächlich aus „entschlossenen Kämpfern" zusammengesetzt; die zweite stütze sich vor allem auf Veränderungen in Einstellung und/oder Verhalten; die letzte erlebte einen Wandel ihrer spirituellen oder existentiellen Orientierung.*

Es gab bis zu einem gewissen Grad Überschneidungen zwischen den Gruppen. So zeigten zum Beispiel zwar Patienten aus allen drei Kategorien eine Art „Kampfgeist", jedoch verließen sich die „entschlossenen Kämpfer" (fünf männliche Teilnehmer) ausschließlich und in hervorstechender Weise auf diesen Bewältigungsstil. Ganz ähnlich leitete auch die Mehrheit jener, die spirituell-existentielle Wandlungen als den entscheidenden Aspekt ihrer Genesung angaben, Veränderungen in ihrem Verhalten in die Wege, aber die überwiegende Erklärung für ihr Gesundwerden war noch immer eine spirituelle und/oder existentielle. Daher können trotz dieser Überlappungsbereiche die Gruppen leicht von einander abgegrenzt werden.

* Es zeigten sich keine Unterschiede zwischen den Gruppen hinsichtlich Art oder Schweregrad des Krebes

Die entschlossenen Kämpfer

Für jeden einzelnen der fünf Männer dieser Gruppe hatte die Heilung nichts damit zu tun, daß ihr Selbstbild oder ihre Lebensauffassung eine andere geworden wäre. Sie kam stattdessen allein, so glaubten sie, aus ihrer Entschlossenheit, wieder gesund zu werden und ihr Leben so wie immer zu leben.

Alle fünf waren Menschen mit einem starken Willen und kümmerten sich nicht viel um Psychologie. Jerry, ein ehemaliger Lastwagenfahrer, war der einzige, der in seinem Kreisdiagramm seine Genesung ganz der medizinischen Behandlung zuschrieb. Bezeichnenderweise dauerte sein Interview 15 Minuten – die meisten anderen mehr als eineinhalb Stunden. Folgende Aussage faßt seinen Zugang zusammen: „Was wirst du Kerl jetzt tun? In der Ecke sitzen und heulen? Ich bin glücklich, daß ich noch immer fähig bin – daß ich alles so mache wie damals, bevor das alles anfing. Ich habe mit nichts aufgehört und nichts geändert." Er empfahl anderen, „sich dazu zu zwingen, nicht aufzugeben... Denkt einfach an was Anderes." Seine Haltung ließ auch annehmen, daß er sicherlich nie zu einer „Selbsthilfegruppe" oder Psychotherapie zu bewegen wäre.

James war ein arbeitsloser Postbeamter, dessen Interview (Länge: 40 Minuten) sich hauptsächlich darum drehte, „den Krebs zu besiegen" und sich ja nicht „besiegen zu lassen". Der 78jährige Douglas, ein dritter „entschlossener Kämpfer", hatte in seinen frühen Jahren als Gewerkschafter bei gewalttätigen Protesten bereits dem Tod ins Auge gesehen. Die Ärzte hatten ihm vor sechs Jahren noch drei bis sechs Monate „gegeben", doch er ging weiterhin seinem Beruf nach und sagte, die Krankheit „hat für mich nicht viel Realität."

Für diese drei Männer schien der „Kampfgeist" der herausragende Faktor in ihrer unerwarteten Heilungsreaktion zu sein. Sie demonstrierten auch Anzeichen davon, was Steven Greer „positive Vermeidung" nennt – ein Begriff, den er für den adaptiven Aspekt des Verleugnens geprägt hat. Und tatsächlich schien die „positive Vermeidung" dieser Männer ihnen zu helfen, ihren „Kampfgeist" zu erhalten, da sie der vernichtenden Diagnose nicht erlaubten, die gesunde Illusion zu zerstören, daß sie mit ihrem Leben unbeeinträchtigt fortfahren können.

Auch Sonny führte „positive Vermeidung" vor. Er war Autohändler und sagte, ohne sich den Ernst der Krebsdiagnose klar zu machen, daß er wisse, es werde ihm „vom Anfang der Krankheit an gut gehen." Er gestattete es nicht, daß er sich Sorgen machte oder der Krebs sein Leben beeinflußte. „Ich habe mich nie unterkriegen lassen. Nach jeder Behandlung ging ich sofort zurück an die Arbeit und unterbrach meinen Lebensstil nie wirklich in größerem Ausmaß, außer, daß mich die Behandlungen ermüdeten. Ich weiß, daß es meine Art ist, negative Gedanken einfach zu blockieren ... Ich glaube fest daran, daß man einer Katastrophe einfach nicht ins Auge schaun darf. So gehe ich mit den Dingen um."

Der fünfte Mann in dieser Gruppe, Barnie, erklärte sich seine Heilung zum Großteil mit der alternativmedizinischen Behandlung seiner Krankheit. Aber seine Haltung war die eines „Kämpfers". Sein Zugang lautete kurz und bündig: „Ich denke, meine Einstellung war: Jetzt hast du eine Krankheit, die mußt du bekämpfen, und fertig."

Jeder dieser Menschen näherte sich dem Krebs auf mehrere Arten, darunter Verleugnung der Krankheit, wilder Entschlossenheit, gesund zu werden, und das Leben wie immer zu leben. Sie kamen dazu nicht durch psychotherapeutische Arbeit, persönliche Einsichten oder tiefgreifende Einstellungs- und Verhaltensänderungen. Ihre Herangehensweise wirkte eher „eingefleischt". Ohne Zögern sprachen diese Männer davon, wie wichtig es ist, den hergebrachten Lebensstil beizubehalten, nie von Angst oder Sorgen erfaßt zu werden und, um das Überleben zu kämpfen.

Interessanterweise zeigte das Verhalten der Personen in dieser Untergruppe Elemente von „Kampfgeist" und „Verleugnung", die Greer und Kollegen (1985, 1990) als die charakteristischen Merkmale der Personen beschrieben, die in ihrer Studie die höchste Überlebensrate hatten (verglichen mit jenen, deren Einstellungen „stoischem Hinnehmen" oder „Hilflosigkeit/Hoffnungslosigkeit" entsprachen). Die vorliegende Studie spiegelt überhaupt viele von Greers Ergebnissen wider. Über 80 Prozent der Teilnehmer schrieben ihre Genesung zumindest teilweise ihrem Kampfgeist zu, einer Art von Entschlossenheit oder Optimismus.

Das entscheidende Merkmal der entschlossenen Kämpfer besteht darin, daß sie ihre Gesundung vorwiegend durch diese Faktoren und die medizinische Behandlung erklären. Ungeklärt bleibt natürlich, ob sich diese Gruppe von jenen unterscheidet, die ebenso entschlossen sind, wieder gesund zu werden, und nicht genesen.

Der einstellungs- und verhaltensgeleitete Zugang

Die entschlossenen Kämpfer suchten die Gründe für ihr Gesundwerden nicht in psychologischen Vorgängen, obwohl sie einige Faktoren betreffend Einstellungen für wesentlich hielten, wie Hoffnung und Robustheit.

Im Gegensatz dazu fanden 10 Teilnehmer (30 Prozent) eine Erklärung für ihre Genesung darin, daß sie Einstellungen, Überzeugungen und Verhaltensweisen sich selbst gegenüber verändert hatten, Veränderungen, von denen sie glaubten, daß sie ihr Leben gestärkt hatten.

Als Gruppe hielten diese Teilnehmer solche Einstellungs- und Verhaltensfaktoren für ihre Heilung für verantwortlich, wie gelernt zu haben, die Erfüllung seiner Bedürfnisse einzufordern, positiv und hoffnungsvoll zu bleiben, Gründe für das Weiterleben zu finden, Eigenverantwortung für die Behandlung zu übernehmen, Gebete, Visualisierungstechniken, Individual- und Gruppenpsychotherapie.

Abbilldung 3 listet alle Gründe auf, die von allen Teilnehmern angegeben worden sind.

Was die Personen in dieser Gruppe von den entschlossenen Kämpfern und den anderen Teilnehmern qualitativ unterscheidet, ist, daß sie versuchten, ihre Chancen für eine Heilung durch ein aktives Eingreifen in ihr eigenes Verhalten und ihre Lebensumstände zu maximieren. Die folgenden Aussagen von Lena stehen stellvertretend für den Zugang dieser Gruppe:

Zum ersten Mal in meinem Leben konzentrierte ich mich ganz auf mich selbst, meine Gesundheit und darauf, wie wichtig ich war. Und ich arbeitete während des ganzen Prozesses weiter... Ich glaube, die Meditation war äußerst wichtig... Ich bekam mehr eigenen Willen... Ich fühlte, daß Gott mich dadurch erreichen wollte, aus irgendeinem Grund, und ich dazu beitrug... Wenn mir nach einem Spaziergang ist, gehe ich eben lange spazieren. Ich habe meinen Job an den Nagel gehängt. Genug damit, habe ich mir gesagt... Ich habe ihn inmitten der Scheidungsgeschichte aufgegeben, ganz ohne Geld... Ich muß nicht mehr die Superfrau sein.

Wie Lena erzählten auch andere aus der Gruppe, daß sie aktiv darauf bauten, daß Gott ihnen emotional und physisch helfen und bei ihren Entscheidungen über die Art der Behandlung beistehen würde. Sylvias Bericht spricht von dieser Einstellung:

Ich fühle, daß ich dabei war, aggressiv zu werden. Ich lehnte mich nicht zurück, um zu weinen und zu sagen: „Oh, nun werde ich also sterben." Kommt nicht in Frage ... Ich ging allem nach, wo ich die Möglichkeit dazu hatte, um zu sehen, was mir am meisten helfen könnte ... Ich erhielt jedenfalls Hilfe auf anderen Wegen ... Ich glaube, eine Kraft, stärker als ich, führte mich irgendwie in die richtige Richtung ... Ich fühlte, daß es half, wenn andere für mich beteten ... Ich glaube, daß man

A. Antworten auf die offenen Fragen	*Prozent*
1. Einstellungsorientierte Erklärungen	
Hoffnung auf Heilung	88
Unterstützung durch Familie und Freunde	82
Entschlossenheit, gesund zu werden	79
Positive Einstellung, sich keine Sorgen machen, positives Denken	76
Übernehmen von persönlicher Verantwortung für die Genesung, persönliches Anteilnehmen an Entscheidungen über die Behandlung	76
Gründe haben, weiterzuleben	67
Neue Lebensperspektiven	58
Gott und Gebet	58
Spiritualität	52
Verleugnung der Krankheit, herkömmliches Leben leben	30
Frühere Erfolge bei der Bewältigung von Lebensproblemen	21
Gesundwerden, um den Arzt zu ärgern	18
2. Verhaltensorientierte Erklärungen	
Visualisierungstechniken	58
Individuelle Psychotherapie	48
Selbsthilfegruppen	42
Aktiv, nützlich, unabkömmlich, involviert bleiben	36
Anderen helfen, soziale Anliegen haben	24
Stressreduktion	18

B. Antworten auf die Fragen im teilstrukturierten Interview	*Prozent*
1a. Was war ihre erste Reaktion auf die Diagnose (hier gab es Mehrfachantworten)?	
„Angst"	52
„Ich fühlte mich positiv und voller Hoffnung."	36
„Ich fühlte mich depressiv"	30
1b. Gab es Phasen, wo Sie alle Hoffnung auf eine Besserung verloren?	
„Ja"	52
1c. Hatten sie Gedanken an den Tod?	
„Ja"	79
1d. Gab es „Wendepunkte" im Genesungsprozeß?	
„Ja"	52
2a. Hat irgendetwas von dem, was die Ärzte taten, geholfen?	67
3a. War es wichtig, selbst in die Entscheidungen über die Behandlung eingebunden zu werden oder wichtiger, daß man das Gefühl hatte, daß sich der Arzt um einen kümmert?	
„Mir war Einbindung lieber"	76
„Mir war es lieber, dem Arzt die Entscheidung zu überlassen"	24
3b. Hatten sie bereits früh das Gefühl, den Verlauf der Krankheit beeinflussen zu können?	
„Ja"	55
4a. Hat Sie die Erfahrung der Krankheit verändert?	
„Ja"	82
5a. Wurden Veränderungen im Leben vorgenommen?	
„Veränderungen im Berufsleben"	30
„Anderen zu helfen"	24
„Neue Interessen"	15
5b. Hat die Erfahrung der Krankheit Ihre Art geändert, Gefühle auszudrücken?	
„Ja"	52
5c. Hat die Erfahrung der Krankheit Ihre Art geändert, Bedürfnisse auszudrücken?	
„Ja"	48
(Diese letzten zwei Fragen wurden besonders häufig zusammen positiv beantwortet.)	

Abb. 3. Ergebnisse des unstrukturierten und des teilstrukturierten Interviews über Faktoren, die zur Genesung beigetragen haben

sich selbst geistig von solchen Sachen befreien kann ... Ich fühlte, daß mir von allen Seiten geholfen wurde. Ich wurde sogar zu den Personen geführt, die mir medizinisch helfen konnten.

Die zehn Personen dieser Gruppe berichteten alle von der aktiven Rolle, die sie in ihrem Genesungsprozeß übernahmen, von ihrem Vertrauen auf Gott, und von den Veränderungen im Selbstbild. Wenn es notwendig war, änderten sie ihr Verhalten, so wie Lena, die ihren Beruf aufgab und mit ihrem Mann über eine Scheidung verhandelte, und suchten emotionale Unterstützung bei anderen. Sie übernahmen Verantwortung bei den Entscheidungen über ihre Behandlung, und verwendeten Visualisierungstechniken zusätzlich zu ihren Behandlungen.

Der spirituell-existentialistisch orientierte Zugang

Mehr als die Hälfte der Teilnehmer (54 Prozent) schrieben ihre Heilung einem spirituellen und existentiellen Wandel in ihren Lebensperspektiven zu. Diese Teilnehmer glaubten, daß Veränderungen auf einer grundlegenderen Ebene als jener der Einstellungen notwendig waren, um ganz zu genesen, und sie richteten ihr Leben so aus, daß diese Änderungen stattfinden konnten. Sie fühlten, daß Einstellungsfaktoren zweitrangig gegenüber den profunden spirituellen oder existentiellen Wandlungen waren, von denen sie sich sicher waren, daß sie ihre Heilung begünstigt hatten.

Das große Ausmaß, in dem die Teilnehmer ihre Genesung spirituellen Faktoren zuschrieben, ist eines der bemerkenswertesten Ergebnisse dieser Studie. Das Statement von Joan illustriert diese Ansicht:

Wahrhaftig völlige Heilung, wenn man das Wesen heilen will, dazu muß man sich selbst ins Auge sehen, endgültig, ehrlich und vollständig, und man muß für sich ganz selbst da sein, und auf seine eigene Wahrheit hören, was dasselbe ist, was ich sage, und sich selbst unter allen Bedingungen schätzen. Alles weniger als das, und du wirst deinen Preis bezahlen . . . Man muß sich hundertprozentig dem verschreiben, niemals nicht die Wahrheit zu leben, niemals eine Ausrede zu erfinden, und das ist der wahre Schlüssel . . . zum Leben, voll zu leben.

Die Quelle der von dieser Gruppe geschilderten Veränderungen könnten als spirituell, religiös oder existentialistisch kategorisiert werden, ganz wie man es sehen will. Solche Unterscheidungen zu untersuchen, liegt außerhalb des Rahmens, den sich diese Untersuchung gewählt hat. Für unsere Zwecke genügt es festzustellen, daß die Teilnehmer ein grundlegend anderes Erleben des Selbst beschreiben. Ihre Sicht des Lebens erhielt deutlich eine andere Textur, und alle erzählten, daß sie sich erfüllt fühlten und als Teil von etwas erlebten, das größer als sie selbst war. Sie behaupteten, für immer und tiefgreifend durch diese Vorgänge verändert zu sein.

Alistair Cunningham (1993), Leiter eines Krebsforschungsprogrammes in Toronto, erklärt, daß es eines der langfristigen Ziele seiner Arbeit sei herauszufinden, „ob Krebspatienten eher überleben oder länger leben, wenn sie ein stärkeres spirituelles Bewußtsein entwickeln." Er schreibt: „Mein klinischer Eindruck ist, daß wenn Menschen dramatische spirituelle Fortschritte machen, sich auch die Chance für eine physische Besserung erhöht, genauso wie Verbesserungen im Sinn von Verbundenheit auf allen anderen Ebenen." Er empfiehlt Menschen, die mit Krebs konfrontiert sind, nach dem Sinn des Krebses für sie zu suchen, und zu lernen, was die Krankheit uns lehren will. Die Personen in der spirituell-existentialistischen Gruppe scheinen einen solchen Sinn gefunden zu haben.

Diese Teilnehmer waren nicht zu „besseren" Menschen geworden, die sich mehr für die Bedürfnisse anderer interessierten als ihre eigenen. Die meisten wurden vielmehr psychisch stärker, darauf ausgerichtet, ihren eigenen Zielen zu folgen, nicht gewillt, bei ihren Überzeugungen Kompromisse einzugehen. Sie fühlten, daß ihr Leben und ihr Wohlergehen davon abhing, daß sie ihrem neuen Verständnis ihres Selbst und ihren Prioritäten treu blieben. Sie begannen ein Leben, daß dem Ausdruck dessen gewidmet war, was sie als ihre wahre Natur und ihre eigenen Bedürfnisse ansahen. Alle behaupteten, daß sie ab dem Moment ein Leben führten, das befriedigender und glücklicher war, als sie es je für möglich gehalten hatten. Kathy ist ein gutes Beispiel: „Ob ich das Leben liebe? Jetzt ist die schönste Zeit meines Lebens!"

Diese Gruppe glaubte, daß ihr neues Bewußtsein direkt zu ihrer Genesung beigetragen hatte. Einige behaupteten sogar, es hätte einen bestimmten Moment der Heilung gegeben, nach dem sie nie mehr zu einem Leben zurückkehren könnten oder wollten, das von ihrem „Ego", ihren „Persönlichkeitsstrukturen" oder „Pflichten" geleitet werde. Ebenso verschwanden Unsicherheit und Selbstverurteilung, als die neue Bewußtseinsebene zugänglich wurde. Sie erzählten, die Kostbarkeit des Lebens erfahren zu haben, sie fühlten, daß dieses Bewußtsein authentisch war und wollten oft anderen mitteilen, daß diese Möglichkeiten auch für sie bestünden.

Viele von ihnen glaubten, daß ihre Verzweiflung über die Krankheit diese Wandlungen ausgelöst hätten. Sie berichteten, daß die „neuen Wege" ihnen nicht zugänglich gewesen wären, wären sie nicht vom Krebs betroffen gewesen. Die Krankheit schien der Motor der Veränderungen und der fortwährenden Hingabe an die neuen Prioritäten sowie für diese Verbindung zu etwas größerem als sie selbst gewesen zu sein. Viele sagten, es wäre für sie unmöglich, wieder so zu leben wie zuvor. Ihr Leben schien ganz auf einen Punkt hin ausgerichtet – im Einklang mit seiner wahren Natur zu leben, dem Leben entsprechend diesem Bewußtsein neue Schwerpunkte zu geben, und diese Hingabe an sich selbst aufrecht zu erhalten, da sie grundlegend für ihre emotionale und physische Gesundheit sei.

Bei fünf Patienten folgten die verändernden Erfahrungen auf eine Periode tiefer Verzweiflung und schienen ihnen zu widerfahren. Schilder (1992), der über sieben Patienten mit Spontanregressionen bei Krebs schreibt, entdeckte, daß die „existentielle Reorganisation", die die Patienten erlebten, kein Ergebnis bewußter Vorgänge war, sondern mehr einer reflexhaften Reaktion ähnelte, die die Patienten zur Bewältigung der Krise aufrüttelte. Aldridge (1993) hält fest, daß in den schwierigen Zeiten der Krankheit das eigene Leid auch ein Versprechen für Veränderung enthält: „Das heißt nicht, das Leiden zu verteidigen, sondern darauf hinzuweisen, daß wir nicht das Potential des Leidens für die Weiterentwicklung des Individuums verlieren."

Die folgenden Antworten einiger Teilnehmer, die zu dieser Gruppe gehören, sollen den Reichtum der Möglichkeiten andeuten, die der Verzweiflung entstammen.

Joan erzählte, daß ihr Leben ein „einziges Durcheinander" war, bevor sie eines Nachts verwandelt aufwachte, „an einem vierten Juli, was besonders schön ist." Dieses Anderssein, das über Nacht auftauchte, veränderte alles. „Ich bin nicht mehr leer. Ich bin von Üppigkeit und Wärme erfüllt. Ich bin nicht länger bedeutungslos. Ich habe entdeckt, daß der Sinn darin liegt, genau diejenige zu sein, die ich bin... Das Ich ist jetzt das Seelen-Ich, das Selbst-Ich anstelle des ursprünglichen Ich."

Teodelina erinnerte sich, daß „ich mir erlaubte, die Tiefen der Verzweiflung auszuloten. Wenn ich zurückblicke, glaube ich, das war der Bruch in meiner Einstellung... Ich fühle, wenn sich die Türen schließen, dann ist das die Zeit, mit seinen inneren Kräften in Verbindung zu treten. Der Körper ist... der selbe, und einige von den inneren Schatten sind die selben, aber der Rest ist verschwunden. Es ist wirklich wie eine totale Verwandlung."

Rose, eine Geschäftsfrau, der man 1975 noch drei Wochen zu leben gegeben hatte, erklärte:

Ich dachte daran, mich umzubringen. Ich war sehr deprimiert. Es ist wirklich schwer zu sagen, was geschah, aber was geschah, war, daß ich eines Tages aufwachte und nicht mehr daran interessiert war, krank zu sein. Ich wollte Möbel aus Weidenholz herstellen... Ich wurde ein anderer Mensch. Ich war nicht mehr der Mensch, der so hart arbeitete und all dieses Zeug machte. Ich wurde ein viel nachdenklicherer Mensch, ich wurde ein viel kreativerer Mensch, ein viel ruhigerer Mensch, und fing ganz klein an, wirklich klein.

Von Gefühlen überwältigt erinnerte sich Richard an eine Erfahrung betreffend seinen sterbenden Vater, einem Mann, der ihm immer in weiter Ferne erschienen war. Eines Tages im Jahr 1981, als Richard bereits wußte, daß er Krebs hatte, begann er plötzlich „tief zu schluchzen" und fragte sich, wie Gott jemanden „so reinlegen" und ein unschuldiges Kind in die Situation stecken könne, einen so distanzierten Vater zu haben. „Immer und immer wieder fragte ich, warum muß so etwas geschehen?" In diesem Augenblick hatte er eine „Begegnung mit Jesus Christus, der mir sagte, daß für mich alles gut werde." Richard erzählte: „Ich erkannte, daß ich ein Leben lang die Beziehung zu meinem Vater an Mißverständnisse verschwendet hatte", und daß sein Vater und Gott ihn immer geliebt hätten. Er sagte, „Ich dachte nie an die Frage, ob ich geheilt werden würde. Ich fühlte nur die grundlegende Bedeutung dieses Erlebnisses... Es gab mir eine völlig neue Sichtweise des Lebens."

Unter Tränen erzählte Bruce von seiner „mystischen" Erfahrung, als er eine „Gegenwart im Raum" fühlte, von der er glaubte, daß sie seine Heilung auslöste:

„Und dieses Licht kam auf mich herab, und es war sehr, sehr, sehr hell, als es über meine Augen streifte... Es dauerte zwischen 15 und 20 Sekunden... und ich war unglaublich friedlich. Ich war so ruhig und entspannt wie nur irgendwann in meinem Leben, und zwei Minuten zuvor hatte ich mich gefürchtet wie nur irgendwann in meinem Leben... Da ich ohnehin ein eher mystischer und spiritueller Mensch bin, habe ich mich auch an solche Sachen gehalten... Es bedeutete, daß meine Gebete erhört wurden, wenn auch nicht so, wie ich es erbeten hatte, aber auf eine sehr angenehme Weise... Ich verspürte eine universelle Verbundenheit".

Die Forderungen nach der Bewältigung von Verzweiflung und Krankheit erlauben und/oder befähigen das Indiviuum vielleicht, ihr

Festhalten an ihrer Realitätsauffassung und ihren Persönlichkeitsstrukturen zu lockern. Smyth (zitiert nach Aldridge 1993) stimmt zu, daß Krankheit grundlegende spirituelle Wandlungen förden kann. „Bei spirituellem Bewußtsein sprechen andere von der Überzeugung, daß das Leben einen Zweck hat, von Sinnsuche, vom Versuch, die eigene Krankheit so zu interpretieren, daß sie im persönlichen Weltbild Sinn macht." In diesem neuen Selbstverständnis sehen Menschen das Leben unter einem radikal anderen Blickwinkel.

Wenn Coping-Prozesse tatsächlich mit Abwehrmechanismen verflochten sind – wie es neuere Studien in der Psychoneuroimmunologie nahelegen (Fox und Newberry 1984, Locke et al. 1985, Solomon 1985, 1993) – dann könnten eine psychologische Abwehr von Krankheit und ein Sich-Einlassen auf Wellness biologische Korrelate haben, die solche unerwarteten Genesungen erklären. Die Interventionsstudien von Spiegel et al. (1989) und Fawzy et al. (1993) stützen die Vorstellung, daß positive psychologische Veränderungen, wie sie in gruppenpsychotherapeutischen Programmen gefördert werden, mit Lebensverlängerung einhergehen könnten.

Wiederum wissen wir einfach nicht, ob diese radikalen spirituellen Wandlungen, von denen die Patienten in dieser Gruppe berichteten, tatsächlich wichtige Beiträge zur physischen Heilung lieferten. Wir können sagen, daß alle Teilnehmer dieser Studie ein gesteigertes Bewußtsein für ihr Selbst entwickelten, und daß jene, die einen spirituellen/existentiellen Wandel erlebten, überzeugt sind, daß diese Veränderungen direkt zu ihrer Genesung beigetragen haben. Es erscheint daher naheliegend, Forschern zu empfehlen, die physiologischen Begleiterscheinungen zu untersuchen, die unter Umständen mit solchen grundlegenden Bewußtseinsveränderungen einhergehen.

Implikationen für die Therapie

Für Therapeuten bedeuten diese Ergebnisse, daß Menschen an ihre Krankheiten ganz unterschiedlich herangehen, und daß man ihnen helfen muß, ihre eigenen, spezifischen Ziele zu formulieren. Manche Menschen möchten nichts mit psychologischen Veränderungen zu tun haben und glauben auch nicht, daß solche Veränderungen ihre Genesung begünstigen würden. Sie möchten einfach wissen, daß die Genesung im Bereich des Möglichen bleibt. Andere glauben, daß die Heilung in ihren eigenen Händen oder in Händen Gottes liegt, und werden sich auf bestimmte Maßnahmen konzentrieren, wie psychologische Änderungen oder Gebete, von denen sie meinen, daß sie den Genesungsprozeß unterstützen. Wieder andere werden über einstellungs- oder verhaltensgeleitete Strategien hinausgehen und sich auf Veränderungen konzentrieren, die ein besseres Verständnis von Sinn und Zweck oder die Verbindung zu etwas Größerem als sie selbst bringen.

Durch die gegenwärtigen Entwicklungen auf den Gebieten der Beratungspsychologie und der Verhaltensmedizin verfügen Therapeuten über gesteigerte Fähigkeiten, um Krebspatienten zu unterstützen und ihnen zu helfen, emotionale Angelegenheiten aufzurollen, die für den Heilungsprozeß von Bedeutung sind (Spiegel 1993). Anstatt Patienten als Opfer einer unabwendbaren Tragödie zu sehen, haben Therapeuten ihnen zu helfen begonnen, Bewältigungsstrategien zu entwickeln und die Verzweiflung zu überwinden. Auch die im klinischen Bereich Tätigen können die Klienten ermutigen, die Krise Krebs als Katalysator für die Diskussion dessen zu betrachten, was LeShan (1989) als das einzigartige „persönliche Leid" bezeichnet hat, und jene im Inneren verborgenen emotionalen Angelegenheiten zu lösen, die sie vorher für unüberwindbar gehalten haben (LeShan 1989, Temoshok und Dreher 1992). Außerdem legen einige Resultate auch nahe, daß Therapeuten ihren Klienten helfen können, Veränderungen jenseits der Ebene der Persönlichkeit auszulösen, auf den Ebenen des Bewußtseins (Wilber 1979).

Die Tatsache, daß so viele schwerkranke Teilnehmer in dieser Studie nicht nur überlebten, sondern auch ein von emotionalen Bürden, die ihnen vorher unentrennbar erschienen waren, relativ freies Leben führen konnten, deutet auf das Potential heilsamer Veränderungen bei Menschen hin, bei denen jüngst Krebs diagnostiziert wurde. Häufig sagten mir Teilnehmer (ebenso wie andere in meiner klinischen Tätigkeit): „Ich danke Gott, daß ich Krebs bekommen habe; ich hätte sonst nie mein Leben so ändern können oder wollen." Therapeuten können wertvolle Unterstützung bieten, wenn Klienten ihren eigenen anstrengenden und schwierigen Weg zur Heilung beschreiten.

Die Arbeiten von Spiegel (1989) und Fawzy et al. (1993) belegen auch die Möglichkeit, daß Lebensverlängerung durch die Unterstützung einer Gruppe und das Erlernen neuer und effektiverer Copingfähigkeiten gefördert werden kann. In Spiegels Studie mit Frauen mit metastasiertem Brustkrebs hatten die Teilnehmerinnen, die eine Selbsthilfegruppe besuchten, eine durchschnittlich doppelt so hohe Lebenserwartung wie Personen, bei denen das nicht der Fall war (36 gegenüber 18 Monaten).

Trotzdem starben alle bis auf drei dieser Frauen, die an der Gruppe teilgenommen hatten. In einem offenen Brief überlegte Spiegel (1992), warum diese Frauen trotz einer Prognose unter fünf Prozent noch leben. „Vielleicht", so schließt er, „ist an diesen drei Patientinnen nichts Ungewöhnliches; sie sind einfach die, die Glück gehabt haben." Die Ergebnisse der vorliegenden Studie legen eine andere Möglichkeit nahe. Wäre es nicht wertvoll, die Überlebenden aus Spiegels Studie nach ihrer Meinung zu fragen, warum sie anscheinend eine Ausnahme der biologischen Regeln darstellen? Wäre es nicht eine nützliche Frage, ob signifikante Veränderungen in ihren Einstellungen, Verhaltensweisen oder Lebensumständen stattgefunden haben? Spiegel hat diese Fragen vielleicht selbst gestellt. Hier möchte ich Betonung darauf legen, daß die Patienten selbst etwas über die Ursprünge ihrer Genesung wissen könnten.

Selbstbeurteilung, psychologische Veränderungen und der Verlauf von Krebs

Was sagt diese Studie über den Wert von Selbstbeurteilungen für Einsichten in die Quellen der unerwarteten Genesung von Krebs? Um diese Frage zu beantworten, ist es nützlich, nachzusehen, was die wissenschaftliche Literatur über das Thema psychologische Faktoren und Krebs schreibt. Dabei finden wir heraus, daß die Aussagen vieler Teilnehmer über die Faktoren, die zu ihrer Gesundung geführt haben, zu den Ergebnissen der Forschung passen.

Betrachten wir zuerst die Ergebnisse aus Studien über die Auswirkungen von psychologischen Faktoren auf Krebs. Eine Reihe von Studien ziehen die Schlußfolgerung, daß die von den Patienten erwähnten psychosozialen und/oder spirituellen Veränderungen die Ausgänge der Krankheit verbessert haben.

Zum Beispiel führten Greer und Kollegen (1975, 1979, 1985, 1990) eine Längsschnittstudie mit 69 Brustkrebspatientinnen durch. Nach fünf Jahren zeigte sich, daß jene Patientinnen, die sich von Anfang an für einen Kampfgeist entschlossen hatten, auch die höchste Überlebensrate hatten; jene, die mit Hilflosigkeit oder Hoffnungslosigkeit reagierten, hatten die niederste. Greers Ergebnisse blieben auch in Folgeuntersuchungen nach zehn und 15 Jahren signifikant.

In einer Reihe von Studien wurde das sogenannte Typ-C-Muster (oder verwandte Konzepte) mit seiner Konstellation von emotionaler Unterdrückung und passivem Verhalten – also nichts anderes als ein Mangel an Kampfgeist – in Verbindung gebracht mit ungünstigen Prognosen, Krankheitsfortschritt und Mortalität (Achterberg et al. 1977, Eysenck 1985, 1987, Jensen 1987, Kissen und Eysenck 1962, Morris und Greer 1980, Pettingale 1984, Temoshok et al. 1985). Im Gegensatz dazu wurden Verbindungen gesehen zwischen emotionaler Ausdrucksfähigkeit und Behauptung – dem Brechen mit dem unterdrückten und passiven Typ-C-Muster – und verbesserten Prognosen (Grossarth-Maticek et al. 1986, Kissen 1964, Temoshok 1987, Temoshok und Dreher 1992).

Obwohl in der gegenwärtigen Studie eine Untergruppe als „entschlossene Kämpfer" besonders charakterisiert wurde, da ihre Selbstbeurteilungen zeigten, daß sie sich fast ausschließlich auf diesen Copingstil verließen, kann man von allen Teilnehmern behaupten, daß sie auf irgendeine Weise von „Kampfgeist" gesprochen haben. Manche von ihnen hatten ihren Kampfgeist mitgebracht, andere durch den Prozeß der Genesung selbst gelernt, eine Art von Entschlossenheit zu entwickeln.

Auch Levys Entdeckung eines signifikanten Zusammenhangs von „Freude" und Überleben von Krebs fand Parallelen in dieser Studie, nämlich bei den Erklärungen der Patienten (Levy et al. 1988). Mehr als die Hälfte der Teilnehmer berichteten, wie ihre Begegnung mit Krebs gößere „emotionale Ausdrucksfähigkeit" bewirkt hatte.

Als Gruppe entsprechen sie großteils Kobasas Definition von „Kühnheit", durch ihr hohes Niveau an Hingabe, Kontrolle und Bereitschaft Herausforderungen anzunehmen.

Weiters passen die Berichte der meisten, daß sie sich im Laufe der Zeit verändert haben – letztendlich ein dynamischer Prozeß der Bewältigung – in das von Temoshok (1987) gezeichnete Bild. Basierend auf einem sorgfältigen Überblick über die in der Literatur existierenden, methodisch zuverlässigen Studien, stellte Temoshok ein „Prozeßmodell" vor, das die Ergebnisse in eine vereinheitlichte Theorie integrierte, die der Komplexität von Verhaltensänderungen über die Zeit Rechnung zu tragen versucht. Mit besonderem Schwerpunkt auf Patienten mit Typ-C-Charakteristik, nimmt sie für manche Patienten eine „Transformation" an, die vor sich geht, wenn eine Person erkennt, daß ihr Typ-C-Copingstil nicht mehr adäquat ist, sie neue Ressourcen freilegt und ihren Bewältigungsstil ändert. Diesem Modell zufolge können Patienten, die ihre medizinische Behandlung selbst „in die Hand nehmen", ihre Chancen nicht nur durch eine bessere Behandlung vergrößern, sondern sie können auch durch eine Veränderung ihres Typ-C-Musters zu einer Verbesserung ihrer biologischen Abwehr gegen malignes Wachstum gelangen (vermutlich durch Wechselwirkungen zwischen Zentralnervensystem und Immunsystem).

Forscher haben auch bestätigt, was viele Teilnehmer an dieser Studie von selbst berichtet haben, daß die Tatsache, Krebs zu haben, Veränderungen von existentieller Dimension anregt, die zu einem neuen Verständnis von Sinn und Zweck inmitten des Leidens führen. (Cunningham 1993, Hawley 1989, Kennedy 1976, LeShan 1989, Levin 1987, Roud 1985).

Auch die Ergebnisse von Untersuchungen über psychosoziale Interventionen bei Krebskranken stimmen mit den Berichten der Teilnehmer an dieser Studie überein (Cunningham 1991, Fawzy et al. 1990, 1993, Spiegel et al. 1989). Diese Interventionen sollen alle zu aktivem Bewältigen ermutigen, zu emotionaler Ausdrucksfähigkeit und, bei manchen mehr als bei anderen, zu einer existentiellen Auseinandersetzung mit der Krankheit und der Möglichkeit, zu sterben.

Zusätzlich werteten vier relativ neue Studien die Sichtweisen der Patienten bezüglich ihrer unerwarteten Genesung aus (Hawley 1989, Huebscher 1992, Roud 1985, Schilder 1992). Alle ergaben, daß den Patienten zufolge der Genesung eine „existentielle Reorganisation" (Schilder) der Lebensauffassung des Patienten vorausging. Hawleys Untersuchung von Patienten, die eine „Spontanremission" erlebt hatten, zeigte, daß die gemeinsamen Einstellungen auftauchten, wenn die Teilnehmer die Krankheit als Herausforderung betrachteten, die es zu überwinden galt. Ihre lebensbedrohende Verfassung war für sie ein Signal, daß sie sich einem ernsten und höchst herausfordernden Lebensereignis stellen mußten. Schilder interviewte sieben Patienten mit Spontanremissionen bei Krebs und entdeckte, daß alle von einer „existentiellen Reorganisation" vor der Tumorrückbildung berichteten.

Roud bat elf Personen, die sich unerwartet von Krebs erholt hatten, jene Faktoren anzugeben, von denen sie glaubten, daß sie ihr langes Überleben begünstigt hatten. Zwei Drittel nannten „eine neue Freiheit, einen Lebensstil zu verwirklichen, der ihren Werten entsprach."

In einer bedeutsamen Studie versuchten van Baalen und de Vries (1987) die möglichen psychosozialen Korrelate von Spontanremissionen aufzuspüren. Sie fanden heraus, daß jede der sechs Personen mit spontanen Rückbildungen von Krebs eine „mehr oder weniger radikale existentielle Veränderung" in ihren Einstellungen gegenüber dem Leben durchschritten hatten.

Ähnliche Resultate erzielten Ikemi et al. (1975). Sie bemerkten, daß bei allen fünf von ihnen untersuchten Fällen „dramatische Änderungen in der Sicht des Lebens" der Heilung vorausging. Zum Teil resultierten diese Änderungen daraus, daß sie „Verantwortung übernahmen, eine derartige Krise selbst zu lösen." In einer späteren Arbeit berichteten Ikemi und Ikemi (1986), daß in 27 untersuchten Fällen von Spontanremission in jedem einzelnen wieder ein dramatischer existentieller Wandel oder eine Veränderung der Sicht des Lebens der Genesung vorausging.

Zusammenfassung

Die meisten Teilnehmer an dieser Studie nützten die Krise Krebs, um ihre Aufmerksamkeit auf die bedeutungsvollsten Aspekt ihres Lebens zu richten. Sie vertieften ihre Beziehungen zu und ihre Hingabe an Gott, an ihre Kinder oder an sich selbst.

Fast alle machten unermüdlich von vielen Ressourcen zur Gesundung, darunter alternative Behandlungsweisen, Visualisierungstechniken, Gebeten und Psychotherapie Gebrauch. Einige vertrauten ihren Ärzten und versuchten, ihren herkömmlichen Lebensstil zu erhalten, waren jedoch entschlossen, aus für sie wichtigen Gründen (wie beispielsweise, Kinder großzuziehen) zu überleben. Die meisten wendeten Jahre von einsichtsvoller, besonnener Arbeit auf, um zu jenen Personen zu werden, als die sie am Leben zu bleiben glaubten. Sie glaubten, daß ihre spirituelle und religiöse Arbeit bis an ihr Lebensende weitergehen wird.

Die Einsichten der Teilnehmer an dieser Studie bieten zusammen mit Ergebnissen anderer Untersuchungen über Spontanremissionen Anhaltspunkte bezüglich dieses „unerklärlichen" Phänomens. Während manche Mainstream-Ärzte noch darauf bestehen, daß Heilung bei Krebs ausschließlich auf biologische Mechanismen zurückzuführen sei, wächst der Konsens darüber, daß biologische (d.h. immunologische) Funktionen nicht von psychologischen Faktoren getrennt werden können, vor allem in Anbetracht der engen Verbindungen zwischen Psyche, Immunsystem und Zentralnervensystem. Daher kann die Tatsache, daß ein Mensch häufig einer lebensbedrohenden Krankheit entkommt, nicht als ein Ereignis ohne biologische Konsequenzen betrachtet werden. Wir haben zwingende Gründe zu glauben, daß Heilung nicht völlig auf eine biologische oder medizinische Behandlung beschränkt werden kann, ohne irgendeinen Bezug auf von psychosozialen Faktoren beeinflußte Widerstandsfähigkeit.

Der Zweck dieser und verwandter Studien liegt nicht in der Offenbarung einer psychosozialen „Wunderkugel" für Krebs. Wieder zeigen die Ergebnisse deutlich, daß es keinen „richtigen Weg" zu heilen gibt. Manche Teilnehmer, die entschlossenen Kämpfer, konzentrierten sich darauf, für ihr Leben zu kämpfen. Andere beteten, visualisierten, änderten ihr Selbstbild und die Art, ihr Leben zu leben. Wieder andere glauben, daß ihre Heilung von einer Verwandlung bewirkt wurde, die ihr Verständnis für Sinn und Bedeutung vertiefte. Ob diese Wandlungen begleitende Veränderungen des Gesundheitszustands mit sich brachten, ob die lebensbedrohende Krankheit diese Veränderungen hervorrief, oder ob beides auftrat, sind natürlich entscheidende Fragen. Die vorliegende Untersuchung stützt die Schlußfolgerung, daß diese Fragen ernstzunehmen sind und ein ernsthaftes Studium verdienen.

Ich für meinen Teil glaube, daß wir sowohl den Krebspatienten zuhören müssen, denen es schlecht ergeht als auch, denen es gut geht, und daß wir sorgfältig erwägen müssen, was sie uns erzählen, und das in den Kontext der gesamten verfügbaren Daten stellen, und zwar denen aus der Forschung als auch aus der klinischen Erfahrung. Meine eigene klinische Erfahrung in der Arbeit mit Einzelpersonen wie mit Gruppen stimmt mit den Ergebnissen hier überein, daß Personen, denen es außerordentlich gut ergangen ist, ihren eigenen, einzigartigen Zugang zur Heilung gefunden haben. Die Selbstbeurteilungen und Beobachtungen jener, die selbst Genesung erfahren haben, können uns detailliertere Einsichten in diese wichtigen Angelegenheiten vermitteln, Einsichten, die durch andere Methoden vielleicht nicht zugänglich sind.

Literatur

Achterberg J, Lawlis GG (1977) Psychological factors and blood chemistries as diesease outcome predictors for cancer patients. Multivariate Exp Clin Res 3: 107-22

Achterberg J, Mathews-Simonton S, Simonton OC (1977) Psychology of the exceptional cancer patient: a description of patients who outlive predicted life expectancies. Psychotherapy: theory, research and practice 14: 416-22

Aldrige D (1993) Is there evidence for spiritual healing? Advances 9 (4): 4–21

Coates A, Gebski V, Signorini D, Murray P, McNeil D, Byrne M, Forbes JF (1992) Prognostic value of quality-of-life scores during chemotherapy for advanced breast cancer. J Clin Oncol 10 (12): 1, 833-8

Cunningham AJ (1991) A group psychoeducational program to help cancer patients cope with and combat their disease. Advances 7: 3
Cunningham AJ (1993) Does cancer have meaning? Advances 9 (1): 63-9
Dreher H (1989) Your defence against cancer: the complete guide to cancer prevention. Harper & Row, New York
Eysenck HJ (1985) Personality, cancer and cardiovascular disease: a causal analysis. Personality and individual differences 5: 535-57
Eysenck HJ (1987) Personality as a predictor of cancer and cardiovascular disease, and the application of behaviour therapy in prophylaxis. Eur J Psychiatry 1: 29–41
Fawzy FI, Cousins N, Fawzy NW, Kemeny ME, Elashoff R, Morton D (1990) A structured psychiatric intervention for cancer patients, part I. Changes over time in methods of coping and affctive disturbance. Arch Gen Psychiatry 47: 720-25
Fawzy FI, Kemeny ME, Fawzy NW, Elashoff R, Morton D, Cousins N, Fahey JL (1990) A structured psychiatric intervention for cancer patients, part I. Changes over time in immunological measures. Arch Gen Psychiatry 47: 729-35
Fawzy FI, Fawzy NW, Hyun CS, Elashoff R, Guthrie D, Fahey JL, Morton DL (1993) Effects of an early structured psychiatric intervention, coping and affective state on recurrence and survival 6 years later. Arch Gen Psychiatry 50: 681-9
Fox BH, Newberry BH (eds) (1984) Impact of psychoendokrine systems in cancer and immunity. CJ Hogrefe, Toronto
Giorgi A (1985) Phenomenology and psychological research. Duquesne University Press, Pittsburgh, PA
Greer S (1979) Psychological enquiry: a contribution to cancer research. Psychol Med 9: 81-9
Greer S (1985) Mental attitudes to cancer: an additional prognostic factor. Lancet 1: 750
Greer S, Morris T (1975) Psychological attributes of women who develop breast cancer: a controlled study. J Psychosom Res 19: 147-53
Greer S, Watson M (1985) Towards a psychobiological model of cancer: psychological considerations. Soc Sci Med 20: 773-7
Greer S, Morris T, Pettingale KW (1979) Psychological response to breast cancer: effect on outcome. Lancet 2: 785-7
Greer S, Morris T, Pettingale K, Haybittle J (1985) Mental attitudes toward cancer: an additional prognostic factor. Lancet 1: 750
Greer S, Morris T, Pettingale KW, Haybittle J (1990) Psychological response to breast cancer and fifteen-year outcome. Lancet 1: 49–50
Grossarth-Maticek R, Eysenck HJ, Vetter H, Frentzel-Beyme R (1986) The Heidelberg prospective intervention study. Paper presented at the first international symposium on primary prevention and cancer, Antwerp, March 19–22
Hawley G (1989) The role of holistic variables in the attribution of cancer survival. Dissertation abstracts international 50: 11B (University microfilms international No. 90-10, 180)
Hirshberg C, Barasch M (1995) Remarkable recovery. Riverhead, New York
Huebscher R (1992) Spontaneous remission of cancer: an example of health promotion. Nurse Practitioner Forum 3 (4): 228-35
Ikemy Y, Ikemi A (1986) An oriental point of view in psychosomatic medicine. Psychother Psychosom 45: 118-26
Ikemy Y, Nakagawa S, Nakagawa T, Mineyasu S (1975) Psychosomatic consideration on

cancer patients who have made a narrow escape from death. Dynamic Psychiatry 75: 77–92
Jensen MR (1987) Psychobiological factors predicting the course of breast cancer. J Personality 55 (2): 317-42
Kennedy BJ, Tellegen A, Kennedy S, Havernick N (1976) Psychological response of patients cured of advanced cancer. Cancer 38: 2, 184-91
Kissen DM (1964) Lung cancer, inhalation, and personality. In: Kissen DM, LeShan L (eds) Psychosomatic aspects of neoplastic disease. Pittman, London, pp 3–11
Kissen DM, Eysenck HJ (1962) Personality in male lung cancer patients. J Psychosom Res 5: 123-37
Kobasa SC (1979) Stressful life events, personality and health: an inquiry into hardiness. J Personal Soc Psychol 37: 1–11
Kobasa SC, Maddi SR, Kahn S (1982) Hardiness and health: a prospective study. J Personal Soc Psychol 42: 168-77
LeShan L (1989) Cancer as a turning point. Dutton, New York
Levin R (1987) Cancer and the self: how illness constellates meaning. In: Levin DM (ed) Pathologies of the modern self. New York University Press, New York, pp 163–197
Levy SM, Lee J, Bageley C, Lippman M (1988) Survival hazards analysis in first recurrent breast cancer patients: seven-year follow up. Psychosom Med 50: 520-8
Locke S, Ader R, Besedovsky H, Hall N, Solomon G, Strom T (eds) (1985) Foundations of psychoneuroimmunology. Aldine, New York
Maslow AH (1966) The psychology of science. Gateway, Indiana
May R (1958) The origins and significance of the existential movement in psychology. In: May R, Angel E, Ellenberger HF (eds) Existence: a new dimension in psychiatry and psychology. Touchstone, New York
Morris T, Greer S (1980) A type C for cancer? Low trait anxiety in the pathogenesis of breast cancer. Cancer detection and prevention 391 (Abstract No 102)
O'Regan B, Hirshberg C (1993) Spontaneous remission, an annotated bibliography. Institute of Noetic Sciences, Bolinas, CA
Pettingale KW (1984) Coping and cancer prognosis. J Psychosom Res 28: 363-64
Roud PC (1985) Psychological variables associated with the exceptional survival of terminally III cancer patients. Thesis, University of Massachusetts (University microfilms international, #8517148)
Schilder JN (1992) Psychossociale veranderingen big spontene regressie van kanker: een kwalitatieve studie bij zeven patienten. (Psychosocial changes with spontaneous regression of cancer: a qualitative study of seven patients.) Gedrag & Gezondheid: Tidschrift voor psychologie & gezondheid 20 (4): 165-73
Solomon GF (1985) The emerging field of psychoneuroimmunology with a special note on AIDS. Advances (1): 6–19
Solomon GF (1993) Whither psychoneuroimmunology: a new era of immunology, of psychosomatic medicine, and of neuroscience. Brain Behav Immun 7: 352-66
Spiegel D (1992) Psychosocial interventions and cancer: letters. Advances 8 (1): 2–4
Spiegel D (1993) Living beyond limits. Times Books, New York
Spiegel D, Bloom JR, Kraemer HC, Gottheil E (1989) Effect of psychosocial treatment on survival of patients with metastatic breast cancer. Lancet 2: 888-91
Temoshok L (1987) Personality, coping style, emotion and cancer. Toward an integrative model. Cancer Surveys 6: 545-67
Temoshok L, Heller BW (1984) On comparing apples, oranges, and fruit salad. In:

Cooper CL (ed) Psychosocial stress and cancer. Wiley, Great Britain, pp 231–260
Temoshok L, Dreher H (1992) The type C connection, the behavioral links to cancer and your health. Random House, New York
Temoshok L, Heller BW, Sagebiel RW, Blois MS, Sweet DM, DiClemente RJ, Gold ML (1985) The relationship of psychosocial factors to prognostic indicators in cutaneous malignant melanoma. J Psychosom Res 29: 139-54
van Baalen DC, de Vries MJ (1987) Spontaneous regression of cancer: a clinical, pathological and psychosocial study. Department of General Pathology, Erasmus University, Rotterdam, The Netherlands (unpublished)
Wilber K (1979) No boundary. Shambala, Boston

Krebspatienten und „Marathon"-Psychotherapie: Ein neues Modell*

R. Cohn Bolletino und **L. LeShan**

In diesem Beitrag soll eine neue „Marathon"-Psychotherapie vorgestellt werden, die wir bisher mit acht Krebspatienten erprobt haben. Wir wollen zeigen, daß signifikante psychologische Veränderungen und eine Änderung des Lebensstils in sehr kurzer Zeit erreicht werden können. In einigen Fällen scheinen mit diesen Veränderungen Verbesserungen des physischen Gesundheitszustandes einherzugehen.

Einleitung

Während der letzten zweieinhalb Jahre haben wir mit acht Krebspatienten gearbeitet und dabei ein neues Modell der individuellen Psychotherapie zur Anwendung gebracht: einen kurzen, intensiven Marathon. Normalerweise erstreckte sich ein Marathon über sechs aufeinanderfolgende Tage; an fünf oder sechs davon fanden jeweils zwischen zwei und sechs Stunden psychotherapeutische Arbeit statt. Als Ergebnis veränderten alle Teilnehmer in signifikanter Weise ihren Lebensstil, was von entsprechenden psychischen Veränderungen begleitet wurde. In einigen Fällen scheint eine Verbindung zwischen diesen Veränderungen und Remissionen bzw. Verbesserungen des physischen Gesundheitszustandes zu bestehen.

Obwohl wir bisher mit diesem Modell nur bei Krebspatienten Erfahrung sammeln konnten, glauben wir, daß es für alle Klienten geeignet ist, die eine hohe Motivation mitbringen, ihr Leben umzugestalten.

Für uns selbst ist jeder Marathon ein Abenteuer gewesen.

---

* Dieser Artikel wurde mit freundlicher Genehmigung der Herausgeber der Zeitschrift Advances 11/4 entnommen. Aus dem Englischen übersetzt von Chr. Prainsack, Wien

Hintergrund

Während der vergangenen 40 Jahre entwickelte einer von uns (LL) eine psychotherapeutische Strategie, die vom theoretischen Ansatz her ganz darauf abzielte, das unter Druck geratene Immunsystem von Menschen mit katastrophalen Krankheiten zu stimulieren. Dieser Ansatz wurde von uns und anderen in jüngster Zeit vor allem bei Krebspatienten angewendet. Die bisherige Erfahrung damit weist darauf hin, daß sich dadurch die Wahrscheinlichkeit erhöht, daß Patienten auf die medizinische Behandlung ansprechen. In anderen Worten: Diese Form der Psychotherapie schafft anscheinend ein „heilsames inneres Klima", in dem das Gesundheitspotential des Patienten zur Unterstützung der medizinischen Maßnahmen besser ausgeschöpft werden kann, und das somit auch die Chancen für einen günstigen Ausgang erhöht.

Klinische Fallstudien von Krebskranken und Statistiken über relative Krebshäufigkeiten in verschiedenen Sozialgruppen haben zur Einsicht geführt, daß der Verlust individuell bevorzugten Beziehungs- und Schaffensformen bei gleichzeitiger Unmöglichkeit, für diese befriedigenden Ersatz zu finden, häufig in einer für den einzelnen höheren Wahrscheinlichkeit resultiert, an Krebs zu erkranken (LeShan und Worthington 1956). So stellte sich beispielsweise heraus, daß Witwen und Witwer jeglichen Alters ein größeres Krebsrisiko trugen als ihre verheirateten Altersgenossen. Ähnlich zeigte sich in Fällen von Zwangspensionierung ein erhöhtes Krebsrisiko für die nächsten fünf Jahre im Vergleich zu jenen, die weiterarbeiten konnten. Das trifft zumindest für einen Altersbereich von 35 bis 70 zu.

Die Übereinstimmung von klinischen Befunden und statistischen Beobachtungen führte zur Entwicklung der angesprochenen neuen Form der Individualtherapie, die die Einzigartigkeit jedes Menschen betont, und sie dazu ermutigt, zu den *für sie* besten Formen des Daseins, von Beziehungen und Kreativität zu finden. Die Grundfragen, die diese neue Therapie stellt, lauten: „Was *stimmt* mit diesem Menschen? Was ist der beste *modus vivendi* für diese Person? Wie kann sie sich angesichts der gegebenen Umstände in die Richtung dieses modus vivendi bewegen?"

Im Mittelpunkt dieser Therapie steht, die Klienten zu bestärken, neue Wege zu finden, seiner oder ihrer Person physisch, psychisch und spirituell Ausdruck zu verleihen. Das Ziel besteht darin, daß sie sich jene natürliche Lebensform schaffen, die für sie die beste ist, die ihr Alltagsleben mit Freude und Begeisterung erfüllt. Dieser therapeutische Ansatz scheint die Effekte der medizinischen Behandlung zu verstärken, indem er (so die Theorie) das Immunsystem stimuliert. Die Ergebnisse bezüglich der Lebenserwartung sind anscheinend den Ergebnissen derjenigen Psychotherapieformen weit überlegen, die auf die herkömmliche Strategie aufbauen und fragen: „Was stimmt mit diesem Patienten nicht? Welche verborgenen Ursachen stecken hinter der Krankheit? Was kann man dagegen unternehmen?"

Im Laufe der Jahre wurden wir immer von Krebspatienten aus dem ganzen Land gebeten, ob wir nicht mit ihnen kurz und intensiv arbeiten könnten, wenn sie auf einen Sprung nach New York kommen. Das Konzept des Marathon-Modells entstand als Reaktion auf solche Anfragen.

Marathon-Aufbau

Der Marathon besteht aus drei Teilen

1. Eröffnungssitzung mit LL: Nachdem die Klienten angekommen sind und ein Hotel bezogen haben, von dem aus sie unsere Büros in der Upper West Side von Manhattan zu Fuß erreichen können, beginnen wir mit einer ersten Sitzung, die LL leitet und zwischen ein und zwei Stunden dauert.

2. Intensive Psychotherapie mit RB: Noch am selben oder am nächsten Tag startet die Intensivtherapie mit RB, die fünf oder sechs Tage lang läuft. Während dieser Zeit treffen wir uns zu täglichen Besprechungen.

3. Schlußsitzung mit LL und RB: Für die ungefähr zweistündige, abschließende Sitzung trifft sich der Klient/die Klientin mit beiden Therapeuten. Dabei blickt der Klient auf die Woche zurück und resümiert die Resultate, und er oder sie diskutiert konkrete Vorschläge, wie er oder sie das Leben umgestalten kann.

Zweimal wurde die Eröffnungssitzung per Telefon abgehalten. In zwei Fällen – einer davon ein Mini-Marathon (siehe unten) – war nur RB bei der Schlußsitzung anwesend.

Zeitrahmen der Intensivtherapie

Wie die Psychotherapie selbst, variiert auch der Zeitrahmen für die Intensivtherapie in Abhängigkeit von den Wünschen des Klienten, vom Tempo, das er oder sie und wir für das geeignete halten, wie schnell er oder sie ermüdet, und auch von unseren Terminkalendern.

Zeitpunkt und Dauer der Sitzung sind daher von Tag zu Tag unterschiedlich. Wenn möglich, beginnen die Sitzungen am Vormittag, damit der Klient für den restlichen Tag andere Aktivitäten in New York einplanen kann. Bei langen Sitzungen gibt es eine Mittagspause. Manchmal werden sie auch in zwei Teile – morgens und abends, beispielsweise – aufgespalten.

Die Standardstrategie der Psychotherapie für Krebspatienten fragt: „Was stimmt mit diesem Patienten nicht? Welche verborgenen Ursachen stecken hinter der Krankheit? Was kann man dagegen unternehmen?" Wir fragen: „Was stimmt mit diesem Menschen? Was ist der beste modus vivendi für diese Person? Wie kann sie sich angesichts der gegebenen Umstände in die Richtung dieses modus vivendi bewegen?"

Wir haben neun Marathons abgehalten, zwei davon mit dem selben Klienten, der nach etwa zwei Monaten wiederkam, um seine Arbeit fortzusetzen. Der achte war ein „Mini-Marathon" mit jemandem, der nur für zwei Tage nach New York kommen konnte, ehe sie mit einer Chemotherapie begann. (Bei dieser Klientin fand die erste Sitzung telefonisch statt, und LL war bei der Schlußsitzung nicht anwesend.)

Einen Überblick über die Dauer der Intensivtherapie – ohne die Eröffnungs- und Schlußsitzung -, das Alter und die Diagnose der Patienten gibt Tabelle 1.

Klienten

Die Klienten kamen aus eigenem Antrieb in die Marathon-Therapie, sie hatten selbst darum gebeten und sich bereits einige Zeit vorher mit LL

Tabelle 1. Diese Tabelle enthält Alter, Diagnose und Umfang der Therapie für die acht Personen, die bisher an der Marathontherapie teilgenommen haben

Name	*Alter*	*Zeit der Intensivtherapie*	*Diagnose*
Jim	49	1. 15 Stunden in 5 Tagen 2. 14 h in 5 d	inoperabler, nicht behandelbarer Gehirntumor
Andrea	53	14 h in 5 d	Brustkrebs
Bonnie	43	17.5 h in 5 d	Brustkrebs
Sue	52	14 h in 6 d	Gebärmutterkrebs, zuvor Brustkrebs
Bertha	60	20 h in 6 d	Operation bei Dickdarmkrebs, Lebermetastasen
Mark	65	26 h in 5 d	nichtbehandelbarer Bauchspeicheldrüsenkrebs, zuvor Lymphome und gutartiger Gehirntumor
Ann	54	7.5 h in 2 d	Brustkrebs
Wanda	69	26.5 h in 6 d	Cervixkrebs mit Metastasen in Dickdarm und Leber

und RB abgesprochen. Zur Zeit dieser telefonischen Vorbesprechungen wurde sichergestellt, daß alle Klienten für eine intensive Therapie geeignet waren. Alle waren zur Zeit der Therapie oder einmal davor krebskrank, und alle waren sehr motiviert. (Klarerweise, da jemand, der eine Reise nach New York, eine fünf bis sechs Tage dauernde Psychotherapie mit stundenlangen Sitzungen auf sich nimmt, hoch motiviert sein muß.) Sie alle waren sich mehr oder weniger bewußt, daß sie in unserer Therapie Druck erwartete. Sie waren erpicht darauf, zu arbeiten, offen, und – wie es LL im Titel des ersten seiner Bücher für Krebspatienten formuliert hat – bereit, mit allen Mitteln um „ihr Leben zu kämpfen“. Und mit zunehmender Deutlichkeit stellte sich heraus, daß diese Personen auch gewillt und mutig genug waren, emotionale Risken einzugehen.

Was grundsätzlich in der Marathon-Therapie geschieht

Etwas wie einen Standard-Marathon gibt es nicht, und wir glauben auch nicht, daß es einen solchen geben sollte. Jeder Klient ist anders, hat seine Einzigartigkeit und seine besonderen Bedürfnisse. Die Beziehung zu ihm ist jedesmal eine andere. Es werden verschiedene therapeutische „Techniken“ gebraucht, je nachdem, was der Klient und der Augenblick erfordern. Die Methoden reichten von gestalttherapeutischer Arbeit über Übungen mit Zeichnungen und „Inner-Child“-Techniken bis zu psychodynamischer Therapie, alle im Rahmen der therapeutischen Strategie, die darauf abzielt, das Immunsystem zu mobilisieren. Keine zwei Sitzungen waren gleich. Abgesehen vom beschriebenen dreiteiligen Aufbau ähnelten sich keine zwei Marathons auch nur entfernt (Genaueres bei LeShan 1995).

Die meisten Klienten reisten allein nach New York. Zwei wurden von Familienmitgliedern begleitet, die manchmal in die Therapie eingebunden wurden. So wollte ein Klient über seine Ehe arbeiten und kam mit seiner Frau, die an einigen Stunden teilnahm. Die zweite Klientin brachte ihre Tochter mit, die die letzte intensive Sitzung besuchte, damit sie später ihrer Mutter bei der Umsetzung ihrer neuen Lebenspläne helfen konnte.

Ob Klienten nun alleine oder mit Verwandten kommen, und was sie während ihrer Freizeit in der Stadt unternehmen, ist genauso bedeutsam wie das, was in der Therapie geschieht. Letztendlich sind sie sechs Tage lang ihrem Alltag und ihren Verpflichtungen enthoben. Sie leben in einem Hotel, essen in Restaurants und müssen sich um niemanden außer sich selbst kümmern. Die meisten Marathonklienten kamen aus Gebieten, die sich stark von Manhattan unterschieden, und die Stadt bot ihnen unbegrenzt viele Möglichkeiten. Wir machten sie darauf aufmerksam, daß die Zeit in New York ihnen alleine gehört. Es sei ein Geschenk an sie selbst, wie LeShan schreibt, „als hätte es ein guter Freund ausgesucht, der dich genauso gut kennt wie du dich selbst und dich bedingungslos liebt... Es ist eine besondere Gelegenheit, an seinem eigenen Leben intensiver und mit mehr Freude teilzunehmen." (Aus einem unveröffentlichtem Manuskript über das Marathon-Modell.) Da auch die Zeit außerhalb der Therapie zum Lernen da ist, verwenden Marathonklienten viel davon für Introspektion und Selbstreflexion.

Die Klienten haben bei ihrer Ankunft häufig schon eigene Themen im Kopf, über die sie arbeiten möchten. Unsere eigenen „Agenden" unterscheiden sich nicht von denen einer herkömmlichen Therapie. Welche Methoden wir auch anwenden, im Mittelpunkt steht

1) herauszufinden, was „diese Person anzieht" – und was sie abstößt.
2) herauszufinden, welche realistischen Möglichkeiten existieren, ihr Leben zu ändern, sodaß es so reich und erfüllt wie möglich wird, und sie dazu zu bringen, sich in diese Richtung zu bewegen.
3) herauszufinden, welche psychischen Barrieren die Person bisher gehindert haben, ein solches Leben zu führen; und auf vielfältige Arten daran zu arbeiten, diese abzubauen.
4) den Klienten zu helfen, eine Reihe von Schritten zu planen, mit denen sie am ehesten dahin kommen, ein Leben zu führen, das wirklich ihrem Wesen entspricht.

Jeder wirkungsvolle Plan muß die ganze Person miteinbeziehen. Das heißt, er muß ihre einzigartigen physischen, psychischen und spirituellen Bedürfnisse berücksichtigen, ebenso wie die – in LL's Worten – persönlichen „Formen des Lebens, der Beziehungen und der Kreativität". Dazu benötigt es innere Wandlungen ebenso wie Veränderungen des Lebensstils, da diese sich gegenseitig bestärken. Unsere Erfahrungen zeigen, daß eines davon allein Gefahr läuft, unstabil zu bleiben und mit der Zeit zu verblassen. Ein signifikanter Fortschritt in diese Richtung innerhalb einer Woche ist eine Angelegenheit von Glauben, Zuversicht und Entschlossenheit. Der Therapeut dabei die *fides qual creditor,* die Zuversicht zu glauben. In gewisser Weise sagt der Therapeut: „Glaube mit meiner Zuversicht, bis du es mit deiner eigenen kannst."

Falldarstellungen

Es folgen Berichte von zwei Marathons, jenen mit Bertha und Mark (alle Namen und persönlichen Details wurden geändert). Keiner davon ist „beispielhaft", da es keinen „typischen" Marathon gibt, aber sie illustrieren das Ausmaß und die Tiefe der psychotherapeutischen Arbeit, die man während einer intensiven Woche vollbringen kann.

Bertha war zum Zeitpunkt des Marathons 60 Jahre alt und hatte Dickdarmkrebs, der mit allem behandelt wurde, was die Mainstreammedizin anzubieten hatte: Chirurgischer Eingriff, Strahlentherapie, Chemotherapie. Monate nach der Operation und nicht lange bevor sie zu uns kam, entdeckte man, daß sich der Krebs auf die Leber ausgebreitet hatte. Bertha war seit 40 Jahren verheiratet und hatte drei erwachsene Kinder, zwei Söhne, eine Tochter.

Während der Intensivtherapie erschien sie unermüdlich. In einer Sitzung verließen sie und RB nicht einmal die Sessel. Obwohl eine Reihe von Themen berührt wurden, konzentrierten sie sich auf drei: erstens Berthas Beruf, zweitens darauf, wie sie sich selbst sabotierte, und drittens auf ihre Beziehungen zu Ehemann und Tochter.

Beruf

Bereits in einem Telefongespräch mit RB vor Berthas Ankunft wurde klar, daß sie von ihrem Job nicht gerade begeistert war. Als Betreuungslehrer in einer Schule arbeitete sie mit Schülern auf individueller Basis. Als Bertha mit RB besprach, welche Arbeit ihr gefallen würde, stellte sich heraus, daß ihrer Natur eine ganz andere Selbstverwirklichung entsprechen würde. Ihre Interessen und Talente lagen viel mehr in der Richtung organisatorischer Tätigkeiten als bei der der Arbeit mit einzelnen. Sie erzählte, daß sie davon träumte – ein Traum, der ihr unerfüllbar erschien –, in ihrer Heimatstadt eine Krebshilfeorganisation zu gründen und zu leiten.

Wie immer in so einem Fall war RBs Reaktion die Frage: „Warum es nicht versuchen?" Berthas Antwort – beginnend mit „Ja, aber..." – lautete, daß ihr Ehemann sich ständig um das Geld sorgte, obwohl er genug verdiente. Aus diesem Grund sah sie sich genötigt, weiterhin die volle Zeit in einem Beruf zu arbeiten, für den sie wenig Enthusiasmus aufbringen konnte. Nachdem Bertha mit RB diese Barriere analysiert hatte, die sie davon abhielt, ihren Traum zu verwirklichen, rief sie ihren Mann an und besprach mit ihm ihren Wunsch, nur noch mit halber Lehrverpflichtung zu unterrichten und die restliche Zeit der Aufgabe zu widmen, die Organisation zu schaffen, die ihr vorschwebte. Er war einverstanden. Die Barriere erwies sich als eine innere, wie so oft, wenn wir uns selbst davon abhalten, unsere Träume wahr werden zu lassen.

Bertha und RB verbrachten mehrere Stunden damit, einen möglichst konkreten Plan zu entwerfen, in welchen Schritten man so eine Organisation am besten ins Leben rufen könnte. In RBs Aufzeichnungen aus den Sitzungen findet sich eine Liste der Aktivitäten, die Bertha setzten wollte, beginnend mit der Erstellung eines Wirtschaftsplanes, Definition von Zielen, Zusammenstellung eines Beirats, Erkunden von Finanzierungsmöglichkeiten und Ernennung eines Direktoriums.

Selbstsabotage

Bertha erzählte, es geschehe gelegentlich, daß sie „sich selbst verlor", sich völlig ausschaltete, wobei sich ihre Gefühle von Hilflosigkeit über Machtlosigkeit bis hin zu völliger

Hoffnungslosigkeit steigerten. RB merkte an, daß dieses „Sich-Selbst-Verlieren" etwas sei, daß Bertha aktiv von sich aus tue, worauf sie gemeinsam analysierten, was dabei vor sich ging. Sie entdeckten, daß dieser Prozeß immer mit Situationen begann, in denen Bertha Ärger oder Frustration verspürte und unterdrückte; wenn sie sich zu wenig geachtet oder geschätzt fühlte; oder wenn sie selbst an sich zu hohe Forderungen stellte und sich gleichzeitig einredete, diese ohnehin nicht erfüllen zu können. In solchen Situationen hörte sie auf zu atmen, spannte ihren Körper an, verzerrte ihre Wahrnehmungen und Emotionen, stoppte ihre Gedanken – und begann, sich hilflos und ohnmächtig zu fühlen; am Ende stand dann die Hoffnungslosigkeit.

RB machte sich sorgfältige Notizen, während sie zusammen den Prozeß von Berthas Selbstsabotage „zerlegten". Nach der Sitzung zeichnete RB ein großes „Flußdiagramm" des Vorganges, daß am nächsten Tag an der Wand hing. Immer wieder traten während der restlichen Sitzungen Gelegenheiten auf, darauf Bezug zu nehmen, und Bertha nahm es nach Ende des Marathons mit. In einem späteren Telefongespräch erzählte sie RB, daß sie das Diagramm noch häufig betrachtete. Indem sie erkannt hatte, was sie sich selbst zufügte, hatte sie gelernt, dem Prozeß Einhalt zu gebieten.

Innerfamiliäre Beziehungen

Bei einer telefonischen Vorbesprechung hatte RB vorgeschlagen, Bertha möge, um Zeit zu sparen, eine kurze Autobiographie schreiben und mitbringen, die im Sinne einer Hintergrundinformation alles enthielt, „was wir Ihrer Meinung nach wissen sollten." Als RB in der Nacht nach der ersten Sitzung diese handgeschriebenen Seiten durchlas, fand sie in der Mitte des Textes ein paar kurze, sachliche Feststellungen, die einen inzestuösen Vorfall in Berthas Familie ansprachen. Als ihre Tochter zwölf Jahre alt war und Bertha viele Stunden von zu Hause entfernt arbeitete, hatte ihr Mann ihre Tochter belästigt.

Am Beginn der nächsten Sitzung sagte RB zu Bertha, daß sie die Aufzeichnungen gelesen habe. Als Bertha den Inzest nach mehreren Stunden nicht erwähnt hatte, fragte RB danach. Bertha erzählte, daß ihre Tochter kurz nach dem Vorfall mit der Geschichte zu ihr gekommen sei. Ihr Mann gab zu, was geschehen war, zeigte Reue, tat etwas derartiges offensichtlich nie wieder, und der Vorfall wurde begraben und von keinem der beiden jemals wieder angesprochen.

Es gibt keinen Standard-Marathon. Jeder Klient ist anders, mit einzigartigen Anliegen und anderen Bedürfnissen.

Zum ersten Mal seit damals hatte Bertha die Angelegenheit berührt – und das in wenigen, schnell hingeschriebenen Worten, die in ihrer Autobiographie fast ebenso begraben waren, wie es mit dem Vorfall im wirklichen Leben geschehen war. Sie gab zu, daß sie gegenüber ihrem Mann Zorn und gegenüber ihrer Tochter enorme Schuldgefühle empfand, da sie ihr emotional keine Stütze gegeben hatte. (Laut ihrer Tochter sei Bertha unfähig gewesen, mit der Situation umzugehen und hatte sie zu einem Therapeuten geschickt. Bertha selbst konnte sich nicht daran erinnern, wie sie sich damals verhalten hatte.) Seit dieser Zeit war Berthas Verhältnis zu ihrer Tochter distanziert, und obwohl ihre Ehe angenehm verlief, war sie von fehlender Leidenschaft und nur oberflächlicher Nähe geprägt.

Wir gehen immer nur soweit in die Vergangenheit zurück, wie sie die Zukunft einschränkt. Hier verhinderte ein Ereignis, das so viele Jahre zurücklag, jegliches Wachsen von Berthas Beziehung zu Ehemann und Tochter.

Nach tiefgreifenden Arbeiten rief Bertha während der Marathon-Woche ihre Tochter an. Erstmals sprach sie mit ihr über die Belästigung, verlieh ihren Schuldgefühlen, ihrer Trauer und ihrer Liebe Ausdruck. Auch ihren Mann rief sie an und sagte ihm, daß sie mit ihm über das Thema sprechen und nach ihrer Rückkehr zu einer Beratung gehen möchte. Das Familiengeheimnis war ausgegraben und ans Licht gebracht.

Sobald sie wieder zu Hause war, begann Bertha mit der Umsetzung ihrer Pläne. Drei Monate nach dem Marathon zeigte die Computertomographie, daß der Lebertumor geschrumpft war. Bertha war bei der Gründung ihrer Organisation erfolgreich. Eineinhalb Jahre nach dem Marathon wurden dafür Räumlichkeiten gestiftet, und ihr Traum hatte sich erfüllt.

Wenn auch alle Menschen vielschichtig sind, so hat Mark doch mehr Schichten als die meisten. Die folgende Schilderung seiner Marathonarbeit ist sehr vereinfacht.

Von Kindesbeinen an kämpfte Mark – beim Marathon 65 Jahre alt – mit einer Reihe von gesundheitlichen Problemen, beginnend mit Kolitis. Als Erwachsener wurde er erfolgreich behandelt bei Lymphomen und einem gutartigen Hirntumor, und er unterzog sich einer Herzoperation. Schließlich wurde bei ihm Bauchspeicheldrüsenkrebs diagnostiziert. Dieser wurde zwar chirurgisch entfernt, doch wegen der zahlreichen Bestrahlungen, die er schon hinter sich hatte, konnten die verbleibenden malignen Zellen nicht medizinisch behandelt werden. Mark schrieb alle seine physischen Probleme „dem Streß" zu. Er hatte einen Vortrag von LL gehört und dessen Buch „Cancer as a Turning Point" gelesen (LeShan 1994), und er kam nun, offen für die Arbeit an sich selbst und seiner Lebensweise, für eine Marathontherapie nach New York.

Mark war mindestens so motiviert und unermüdlich wie Bertha: Die Sitzungen dauerten durchschnittlich fünf Stunden. Er und RB konzentrierten sich auf drei Bereiche, die ihm als die wichtigsten erschienen: erstens wie er die verbleibenden Monate seines Lebens genießen könnte; zweitens, wie er seine Ehe besser gestalten könnte; und drittens, wie er das Verhältnis zu seinem Sohn verbessern könnte. Wie sich schließlich herausstellte, waren das drei Variationen desselben Themas: sein Bedürfnis, Kontrolle auszuüben.

Beruf versus Vergnügen

Mark war Anwalt. Als junger Mann hatte er sich fast willkürlich für diesen Beruf entschieden. Er wußte, daß er auf diesem Gebiet sich auszeichnen und die finanziellen Ziele, den sozialen Status und die Anerkennung erreichen konnte, die er anstrebte. (Er hatte sich bei einer Law School beworben, um einfach zu sehen, was dabei herauskommen würde. Als er aufgenommen wurde, entschloß er sich, Anwalt zu werden.) In all den Jahren hatte er sich nur dem Erwerb von finanziellem Erfolg und Einfluß verschrieben. Er hatte keine Freunde, verkehrte nur mit Leuten, die ihm beruflich helfen konnten. Der Einsatz lohnte sich: Seine Anwaltskanzlei wurde zur größten und prestigeträchtigsten, und Mark war einer der wohlhabendsten und prominentesten Männer in seiner Gegend in Kalifornien, mit all den Annehmlichkeiten, die eine solche Position mit sich bringt. (Bei all dem war für Mark die schönste Zeit seines Lebens, als er bei der Armee zweiter Leutnant wurde: „Ich hatte ein wenig Geld und ein eigenes Auto. Zum ersten Mal war ich jemand.") Auf die Frage, was er bei den Gedanken an seine Arbeit fühlte, antwortete Mark, daß er trotz seines herausragenden beruflichen Erfolges nie Anwalt sein wollte, und daß er immer Leute beneidet hatte, die für ihre Arbeit Liebe und Leidenschaft empfanden – oder für ihr Leben.

Er war übermäßig selbskritisch und getrieben, nie überzeugt, genug Geld zu verdienen, noch weniger überzeugt von seiner Kompetenz. Vor kurzem hatte er aus gesundheitlichen Gründen das Managment seiner Kanzlei abgegeben, arbeitete weniger und weniger, und erwog unter vielen Befürchtungen, überhaupt aus der Firma auszuscheiden. Die Befürchtungen lagen in seinen Schwierigkeiten begründet, die Kontrolle über die Firma aufzugeben, und darin, daß er nicht wußte, was er sonst anfangen sollte.

Auch hier beschäftigten wir uns in unserer Psychotherapie nur so viel mit der Vergangenheit, wie die Zukunft von ihr eingeschränkt wurde. Mark erzählte von seiner Kindheit, von seinem gelassenen, freundlichen, passiven Vater und seiner zornigen und verbitterten Mutter, „die an nichts in ihrem Leben Freude haben konnte." Er erzählte von der Wut und Verachtung der Mutter für seinen Vater, den sie für „unfähig" hielt; und auch davon, daß seine Mutter ihn selbst unablässig kritisierte und ihm immer wieder vorhielt, seine Geburt wäre schuld an ihren Krankheiten gewesen. Und vor allem hob er hervor, daß sie aus ihm den Mann machen wollte, den sie gern zum Ehemann gehabt hätte.

Es scheint klar, daß die Marathon-Therapie, die darauf abzielt, dem Mensch seinen persönlichen, einzigartigen Weg finden zu helfen, sein Leben mit Freude und Begeisterung zu leben, nicht auf Krebspatienten beschränkt bleiben muß.

Durch die Arbeit im Marathon erkannte Mark, daß – obwohl seine Arbeit als Anwalt ihm nie Spaß gemacht hatte – ihm das kreative Lösen von Problemen lag, das sein Beruf erforderte. Er erkannte auch, daß er weiterhin von seinen beachtlichen Fähigkeiten und Kenntnissen Gebrauch machen wollte und mußte. Eine Entscheidung, die er während dieser Woche fällte, war, vollständig aus der Firma auszuscheiden und die Leitung ganz seinen Partnern zu überlassen, dafür aber unentgeltlich seine Dienste als Vermittler bei Gericht anzubieten.

Ehe

Mark wollte die Beziehung zu seiner Frau besser gestalten. Als junger Mann beschloß er zu heiraten, ebenso leidenschaftslos, wie er seinen Beruf wählte. Als er 30 wurde, sagte er sich, es sei jetzt an der Zeit, und fragte Bekannte nach Namen von akzeptablen jungen Frauen aus prominenten Familien in seinem Umfeld. Ausgerüstet mit einer Liste begann er, eine nach der anderen anzurufen. Kurz darauf traf er Eva, entschied, daß sie die richtige sei, und hielt um sie an. Er beschrieb sie als zu dieser Zeit „schmächtig, zerbrechlich und neurotisch" und als „unorganisiert und unverläßlich". „Sie brauchte mich", sagte er. (Als RB fragte: „Wozu", antwortete er: „Um sie zu kontrollieren, und das brauchte ich.")

Mark beschrieb seine 35jährige Ehe „turbulent", was in Anbetracht des Bildes, das seine Schilderungen abgaben, nur als Untertreibung bezeichnet werden kann. Die Ehegeschichte enthielt eine Reihe von Affären (meist seinerseits), Selbstmorddrohungen und -versuche (ihrerseits), und regelmäßige Schreiduelle (beiderseits) über alles mögliche, ihre Affäre mit ihrem Analytiker ebenso wie, daß er sie nicht „mit Sex versorgte".

Das erste, was er über seine Frau sagte, war, daß sie schön sei. Dann folgte eine Aufzählung dessen, was ihn an ihr störte. Er erzählte von ihrer Unzuverlässigkeit und ihrem passiv-aggressivem Verhalten. (In früheren Jahren, sagte er, „kam es vor, daß sie nichts von dem tat, worum ich sie gebeten hatte, und ich dann ausrastete.") Er beschwerte sich, daß sie nicht mit Geld umgehen könne, keine eigenen Interessen habe (außer teure Kleidung einzukaufen), obwohl sie künstlerisch begabt sei. Doch das Hauptproblem bestand seiner Meinung nach darin, „daß wir uns intellektuell und wissensmäßig auf verschiedenen Ebenen befinden. Evas größter Wunsch an mich ist, mit ihr zu reden, aber ich sehe sie nicht als Gefährten, was Interessen betrifft. Ich habe mit ihr nie über meine Arbeit gesprochen. Sie wollte, daß mich das Zusammensein mit ihr fasziniert, aber sie redet nur, hört nie zu, und ich langweile mich."

Und dennoch, sagte Mark, „sind wir auf eine Weise verbunden, die all das übersteigt. Ich wollte nie mit irgendjemand anderem verheiratet sein." Er begann sich dem zuzuwenden, was er an seiner Frau mochte. Neben ihrer Schönheit, erzählte er, sei sie in allem, was sie tue, eine Künstlerin. Er schilderte, was sie kochte und wie sie es servierte. Er beschrieb das Haus, in dem sie wohnten, und wie sie es ausgestaltet hatte. „Sie war die perfekte Frau eines Chefs, alle in der Kanzlei lieben sie. Sie ist warmherzig, lieb und mitfühlend." Er sprach darüber, wie sie sich seit dem Beginn seiner Krankheit um ihn kümmerte, und meinte, daß sich die Beziehung in letzter Zeit wesentlich gebessert habe. „Es ist, als hätte sie durch meine Krankheit, dadurch, daß ich sie brauche, zu sich selbst gefunden."

Man kann nie den Augenblick feststellen, in dem innere Wandlungen beginnen, aber es war sicherlich ein Wendepunkt, als Mark nach langem Schweigen sagte: „Ich habe sie nie unterstützt. Ich war immer empört über ihr Verhalten. Ich glaube, ich habe mich immer nur darüber beschwert, was sie nicht getan hat, anstatt mich darüber zu freuen, was sie getan hat – genauso wie meine Mutter meinen Vater behandelt hat."

Noch am selben Tag forschte Mark ein Geschäft in Manhattan aus, das Kleider von Evas Lieblingsdesigner führte und bestellte eine Garnitur für sie. Er betonte, daß er so etwas noch nie zuvor getan habe.

Er beschloß auch, nach seiner Heimkehr einen „Sinn-für-Musik"-Kurs zu belegen und seine Frau zu fragen, ob sie ihn nicht begleiten wolle. (Ich wollte immer, daß sie in irgendetwas besser ist als ich.") Er rief Eva an und fragte sie, ob sie mit ihm diesen Kurs besuchen möchte. Der Mann, der nie etwas aus Freude daran unternommen und nie seine Interessen mit seiner Frau geteilt hatte, begann sich offensichtlich zu ändern.

Vater-Sohn-Beziehung

Mark wünschte sich auch ein besseres Verhältnis zu seinem Sohn Daniel. Um genau zu sein, er wollte, daß sich seine Gefühle für ihn änderten, Gefühle, die er für Daniel seit dessen Kindheit empfand. „Ich mag die Dinge, die er macht, – aber ich mag seine Gegenwart nicht."

Daniel hegte offensichtlich andere Gefühle für seinen Vater, den er bewunderte, in dessen Fußstapfen er getreten war. Er war ebenfalls Anwalt und arbeitete für die Bundesregierung, wollte nun aber zurück nach Kalifornien kommen, um während der Krankheit bei seinem Vater zu sein. Mark wollte aber nicht, daß er kam.

Fast alles an Daniel störte seinen Vater: Es störte ihn, daß sich sein Sohn nicht für Sport interessierte. Daniel mochte Camping; Mark haßte es. Daniel hatte Dinge gerne fixiert und kannte sich mit Computern aus; bei Mark war keines von beiden der Fall. „Ich kann es nicht ausstehen, wie er sich kleidet, er hat keinen Stil, es ist ihm egal, wie er in der Gesellschaft dasteht, und sein Gesichtsausdruck bringt mich zur Weißglut." Aber Daniel genoß sein Leben: Was er tat, machte ihm Spaß, seine Arbeit eingeschlossen, und er unternahm Dinge, weil sie Spaß machen.

Mark ging bei der Beschäftigung mit den Gefühlen gegenüber seinem Sohn und der Beziehung zu ihm sehr in die Tiefe. Zur Mitte der Woche rief Daniel an und schlug vor, daß er nach New York komme, um dort mit seinem Vater das Wochenende zu verbringen. Mark lehnte mit der Begründung ab, er müsse nach dem Marathon sofort nach Hause.

Als er bemerkte, daß er noch immer nicht mit seinem Sohn zusammensein wollte, sagte er: „Ich wünschte, ich könnte mein Verhältnis zu ihm verbessern. Mir war das *Ausmaß* des Problems nie bewußt."

Als Mark sich nach dem Marathon nie wegen einer Nachbereitung meldete, versuchten LL und RB ihn anzurufen und zu fragen, wie es ihm gehe. Keiner von beiden erreichte ihn, aber sie sprachen mit Eva. Zu LL sagte sie einige Tage nach dem Marathon: „Ihr vollbringt Wunder. Er ist ein anderer Mensch." Wochen später wiederholte sie das gegenüber RB und fügte hinzu: „Er ist wieder der Mann, in den ich mich damals verliebt habe, und ich habe mich nach all dem noch einmal in ihn verliebt."

Mark starb zehn Monate, nachdem er New York verlassen hatte. Obwohl es ihm, soviel wir wissen, nicht gelang, die Beziehung zu seinem Sohn zu bessern, hatte er sich selbst und seine Ehe geändert. In einem Telefongespräch zwei Monate nach seinem Tod schilderte Eva seine Veränderungen nach dem Marathon: „Zum ersten Mal in seinem Leben hat er Wertschätzung für mich empfunden, und er hat verstanden, daß im Leben nicht nur der finanzielle Erfolg zählt. Er hat auch erstmals verstanden, daß er geliebt und geschätzt wurde. Und er begann, Dinge einfach deshalb zu tun, um sich selbst eine Freude zu bereiten. Am Tag bevor er an das Lebenserhaltungssystem angeschlossen wurde, aß er Süßigkeiten und hörte Jazzmusik. Das Ende seines Lebens war von Freude und Zufriedenheit geprägt. Es ist schlimm, daß es den Krebs gebraucht hat, damit es soweit kommt, aber er hat es letztendlich erreicht, und dafür bin ich dankbar."

Nicht alle Klienten durchlebten solch dramatische Veränderungen wie Bertha und Mark. Es war für sie auch nicht notwendig. Kleine Änderungen können ebenso wirkungsvoll sein, und zu einem ebenso erfüllenden Leben führen.

Danach

Vier Patienten entschlossen sich zu telefonischen Nachbereitungsstunden. Der Zeitraum, über den sich diese erstreckten, variierte ebenso wie ihre Häufigkeit und Dauer. Die meisten Sitzungen fanden statt, wann sie gebraucht wurden, und sie dauerten zwischen 15 Minuten und eineinhalb Stunden. Die längste Nachbereitungsphase benötigte Bertha mit eineinhalb Jahren, wobei die telefonischen Sitzungen entweder einem wöchentlichen Plan folgten oder nach Bedarf abgehalten wurden.

Auswirkungen auf den Therapeuten: Ein persönlicher Kommentar von RB

Jeder Therapeut, der sich auf etwas wie den Marathon einläßt, muß mit emotionalen Nachwirkungen rechnen.

LL hat angemerkt, daß in der letzten intensiven Sitzung Klient und Therapeut „ebenbürtig" sein und nicht mehr in ihren herkömmlichen Rollen stecken sollen, sondern einfach zwei Menschen, die miteinander Zeit verbringen (LeShan, unveröffentlichtes Manuskript). Versteht man das so, daß sich Klient und Therapeut sehr tiefgehend kennenlernen, und daß wir durch das, was wir von uns dem anderen gezeigt haben, besondere Nähe und besonderen Respekt füreinander empfinden, so trifft diese Aussage zu. Wie nahe wir uns allerdings auch immer fühlen, so bin es immer ich und nicht der Klient, der sich des anderen annimmt. Ich bin es, der auf die Bedürfnisse des anderen eingeht, der ermutigt, beruhigt und Trost spendet. Und wenn mich der Klient auch als Menschen kennenlernt, so gebe ich doch kaum den Gefühlen und Bedürfnissen Ausdruck, die der Marathon bei mir auslöst.

Der Marathon zieht mich in die Welt des Klienten. Die Arbeit ist intensiv und tiefgehend. Stunde um Stunde, Tag um Tag bin ich völlig „einseitig" – ich konzentriere mich ganz auf diesen einen Menschen, den ich so schnell und vollständig wie möglich zu verstehen suche. Beide von uns treibt ständig das Wissen weiter, daß wir nicht viel Zeit füreinander haben, und manchmal auch, daß der Klient nicht mehr lange zu leben hat. Mit meinen anderen Klienten, die ich während dieser Woche treffe, beschäftige ich mich zwar so wie immer, doch wenn die Sitzungen mit ihnen vorüber sind, eilen meine Gedanken zum Marathonklienten zurück. Jeden Abend informiere ich LL persönlich oder telefonisch über die Tagesereignisse und bespreche mich mit ihm. Zu dieser Zeit, spät am Abend, fühle ich mich ungeschützt, sehr müde, bloß und verletzlich. Ich bin voller Bedürfnisse. Ich brauche das Gespräch, jemanden, der mir zuhört und Antworten gibt. Ich möchte die Erfahrungen des Tages, seine Intensität, seine Aufregungen jemandem mitteilen und in irgendeiner Weise das, wie es für mich gewesen ist, aus mir herauslassen. Ich brauche Zuwendung, Beruhigung, Bestätigung, Anregungen. Um diese Zeit, spät abends, brauche ich jemanden, der sich meiner annimmt.

Wenn wir uns schließlich zu dritt zur Schlußsitzung treffen, bin ich die meiste Zeit still und werfe nur hie und da eine Anmerkung oder Frage ein. Zu diesem Zeitpunkt haben der Klient und ich zwischen uns „alles erledigt". Wir haben so viel und so hart wie möglich gearbeitet, haben alles gesagt, was nötig war, in bezug auf die Arbeit ebenso wie auf die Beziehung zwischen uns. Ich glaube, daß es für den Klienten wichtig ist, mit LL, den er seit der Eröffnungssitzung nicht mehr gesehen hat, über seine Marathonerfahrungen und seine Pläne zu sprechen. LL muß außerdem ein Bild davon gewinnen, wo der Klient jetzt steht. (LLs Eindrücke von „vorher" und „nachher" sind für mich von unschätzbarem Wert.) Aus all diesen Gründen bin ich bei der abschließenden Sitzung recht schweigsam. Und es gibt noch einen Grund: Mein Schweigen ist der erste Schritt, von der Intensität der Woche Abstand zu gewinnen. Und es ist der erste Schritt der Abtrennung vom Patienten.

Jeder Marathon ist für mich aufregend gewesen, oft erfrischend, zutiefst bewegend, zutiefst befriedigend. Während dieser Zeit bin ich ganz involviert, völlig gebunden, setze ich mein ganzes Selbst ein. Es kommt mir vor, als wäre ich „auf der Überholspur des Lebens": So vieles geschieht in so kurzer Zeit. Der Reichtum und die Intensität wirken natürlich und angenehm. Die Schwierigkeiten beginnen mit Ende des Marathons, dessen *Fehlen* mein ganzes Dasein erschüttert. Für einige Tage fühlt es sich an, als sei etwas in meinem Leben auf die Bremse getreten, als ich gerade mit Vollgas unterwegs war. Diese Verlangsamung wirkt sehr abrupt. Ich bin nicht mehr an das normale Tempo gewöhnt. Mein Leben scheint in Zeitlupe abzulaufen, und ich fühle mich wie nach einem großen Verlust, als hätte man mir etwas, das ich unbedingt haben wollte, weggenommen. Meine Nerven sind in Aufruhr.

Ich möchte abschließen mit einem Auszug aus meinen Notizen kurz nach Ende eines Marathons:

Heute lag ich bei Elaine am Boden und weinte. [Elaine ist meine Therapeutin; weder davor noch danach ist mir jemals so etwas geschehen.] Ich wollte keine Psychotherapeutin mehr sein. Ich war froh, ihr zuhören zu können, wie *sie mir* erklärte, was los ist, froh, über mich selbst sprechen zu können, glücklich, daß sich jemand um mich kümmerte. Sie sprach über mein verleugnetes Selbst. Ich habe in dieser Woche wirklich mich selbst verleugnet, zu wenig Ruhe, zu wenig Beschäftigung mit mir selbst, mich zu viel um andere gekümmert.

Zusammenfassung

In der vorliegenden Arbeit haben wir versucht, ein neues psychotherapeutisches Modell vorzustellen, das wir mit einigem Erfolg angewandt haben, und wollten zeigen, daß bedeutende psychologische Veränderungen und Änderungen der Lebensweise in erstaunlich kurzer Zeit erreicht werden können.

Es ist zu früh, um langfristige physische Effekte bei unseren Marathonklienten analysieren zu können, so wie Berthas Fall andeutet, daß manchmal positive physische Veränderungen auftreten könnten. Auf alle Fälle ist die Anzahl unserer bisherigen Marathonklienten statistisch bedeutungslos.

Es scheint aber klar, daß die Marathon-Therapie mit ihrem Ziel, dem Mensch seinen persönlichen, einzigartigen Weg finden zu helfen und sein Leben mit Freude und Begeisterung zu leben, nicht auf Patienten mit Krebs oder anderen das Immunsystem betreffenden Krankheiten beschränkt bleiben muß. Ziemlich unabhängig von der Marathontechnik sehen wir in unserer „regulären“ Praxis immer wieder, daß eine Therapie, die jemandem zu Freude und Begeisterung verhilft, bei vorerst geheilten Krebspatienten anscheinend die Rückfallswahrscheinlichkeit verringert und bei gesunden Personen die Wahrscheinlichkeit erhöht, gesund zu bleiben. Das „Heilungsklima“, das dabei geschaffen wird, scheint das individuelle Gesundheitspotential zu maximieren.

Wir haben gesehen, daß die hier geschilderte, intensive Psychotherapie eine wesentlich tiefergehende, wirkungsvollere Arbeit ermöglicht, als das, was man bei selber Stundenanzahl mit normalen Sitzungen erreichen kann. In der Marathonsituation geschehen Heilung und Veränderung offensichtlich aus mehreren Gründen. Der wichtigste ist natürlich die hohe Motivation der Marathonklienten. Ein weiterer liegt darin, daß schnell ein „sicherer Ort“ entsteht. Die Klienten können sich emotional öffnen, ohne fürchten zu müssen, daß sie nach einer Stunde, wenn sie wieder hinaus in die reale Welt gehen, sofort wieder „zumachen“ müssen. Und noch ein Grund findet sich in der Struktur des Marathons selbst: Die Arbeit kann aufbauen, Stunde um Stunde, Tag um Tag, ohne häufig unterbrochen zu werden. Zwanzig Stunden in sechs Tagen unterscheiden sich daher stark von zwanzig Stunden in zwanzig Wochen, oder zehn Doppelstunden in zehn Wochen.

Für uns ist jeder Marathon ein einzigartiges Abenteuer gewesen. Aber wie bei jedem Abenteuer kann der Abenteurer nicht unversehrt aus diesem hervorgehen. Therapeuten, die es erwägen, sich über den Marathon zu wagen, sollen sich dessen bewußt sein, daß sie emotionale Auswirkungen erfahren werden. Sie *brauchen unbedingt* Supervision, wie erfahren sie auch sein mögen, und sie brauchen emotionalen Rückhalt. Letztendlich ähneln wir alle Achill mehr als Herkules.

Literatur

LeShan L (1977) You can fight for your life. M. Evans and Co, New York

LeShan L (1990) Cancer as a turning point. Plume, New York

LeShan L (1994) Cancer as a turning point, rev ed. Plume, New York

LeShan L (1995) Beyond technique: bringing psychotherapy into the 21st century. Jacob Aaronson, New York

LeShan L, Worthington RE (1956) Loss of cathexes as a common psychodynamic characteristic of cancer patients. Psychol Rep 2

Weiterbildung

Der Einfluß der Psychoneuroimmunologie (PNI) auf psychotherapeutische Strategien*

H. P. Bilek

1846 entdeckte J. G. Galle den Neptun, den 8. Planeten unseres Sonnensystems, obwohl zum damaligen Zeitpunkt die Meinung herrschte, daß es keinen weiteren Planeten geben könne. Der Astronom U. Le Verrier hatte Jahre davor aus Unregelmäßigkeiten der Uranusbahn auf die Existenz eines weiteren Fixsternes geschlossen. Diese wissenschaftshistorische Tatsache erinnert an die Entwicklung der PNI. Sie ist eine der Hoffnungsträger der modernen Medizin, aber im Gegensatz zu etwa der Gentechnologie, ist sie nicht wirklich neu, sondern liefert „lediglich" Fakten zu bereits empirisch festgestellten Zusammenhängen, sie wurde sozusagen – ähnlich wie der Neptun – bereits „vorhergesagt".

So ist u. a. in der Zoologie seit längerem bekannt, daß zwischen Wurmbefall, Feder- respektive Schuppenkleid, Auswahl des Geschlechtspartners und der immunologischen Situation ein Zusammenhang besteht [1]. Bei Fischen und insbesondere bei dem sog. „schottischen Moorschneehuhn (red grouse)" wurde beobachtet, daß sich das Weibchen an der bauchseitigen Zeichnung der Männchen bezüglich ihrer Partnerwahl orientiert, und daß diese Zeichnung mit dem parasitären Befall in Zusammenhang steht (d. h. der parasitäre Befall ist aus der Zeichnung erkennbar!). Sexualhormone wiederum stehen in Antagonismus mit dem Immunsystem. Nicht ausgewählte Männchen sterben oft im darauffolgenden Winter und dies läßt den Schluß zu, daß intensives Balzverhalten über die Achse übermäßige Ausschüttung von Sexualhormonen, Immunsupression, relative Steigerung der Virulenz der Parasiten, es zu einem Tod durch parasitären Befall kommt.

David Jonas, Paläophysiologe und Psychotherapeut – er verbrachte seine letzten Lebensjahre in Wien – hat schon vor mehr als 20 Jahren auf

---

* Vortrag, gehalten am Kongreß für Ganzheitsmedizin, März 1966, Wien

den Zusammenhang zwischen „narzißtischen" Kränkungen (der Begriff Narzißmus wurde unter Anführungsstriche gesetzt, weil er sich im Tierreich nicht anwenden läßt) und darauffolgender Immunsupression, Zusammenhänge die auch für den Menschen relevant sind, hingewiesen.

Die Verdichtung solcher Beobachtungen zu einer neuen Wissenschaftsrichtung begründete sich im Wesentlichen auf die Arbeiten von Ader [2] – er konnte zeigen, daß man mit dem stoffwechselmäßig inerten Sacharin über den Weg der Konditionierung mit Cyclophosphamid Fieber erzeugen konnte – und die von Bartrop [3], der nachwies, daß es in der Trauerphase zu einer Immunsupression kommt.

Aus der Einleitung eines 1990 in Tutzing veranstalteten Symposions zum aktuellen Forschungsstand in der PNI seien zwei Zitate wiedergegeben [4]: *„... Leib-Seele-Veränderungen lassen sich auf dem Sektor anatomischer Strukturen nachzeichnen; die Existenz neutraler Strukturen in Immunorganen, z. B. Lymphknoten und Milz, steht außer Zweifel. Arbeiten von Bulloch u. a. haben gezeigt, daß Signale über genau identifizierte Nervenfasern empfangen werden, die zur Freisetzung bestimmter Substanzen führen und letztlich z. B. zu lokalen Entzündungsreaktionen führen und Heilungsvorgänge modulieren. Auch auf der Ebene der Molekularbiologie insbesondere im Bezug auf die Funktion verschiedener molekularer Botenstoffe und ihrer Rezeptoren, werden Leib-Seele-Beziehungen sichtbar. So bewirken z. B. Interleukin-1 und Interleukin-2 nicht nur eine Aktivierung bestimmter Lymphozyten, sondern haben auch Funktionen im Großhirn, wo auf Grund gemeinsamer Rezeptoren immunregulative Vorgänge, aber auch andere adaptive Vorgänge beeinflußt werden...und diese Botenstoffe wirken organübergreifend."*

Und: *„... die PNI verfügt also heute über eine Reihe von experimentellen Daten, die darauf hinweisen, daß nicht nur im zwischenmenschlichen Bereich, sondern auch auf der Ebene der Zellen und Organe eines Organismus ein weitreichender Kontakt und intensive Wechselwirkung besteht. Zusätzlich hat die moderne Systemtheorie, wie v. Bertalanffy, Weiss u. a. geprägt, auch die systemübergreifenden Prozesse beleuchtet. Damit wird der Dualismus zwischen Körper und Seele in Frage gestellt..." gezeichnet, (Bahnson, Gallmeier, Kappauf).*

Faktisch ist die PNI *die* Wissenschaft von den Zusammenhängen bzw. Beziehungsverknüpfungen der Steuerungsorgane des Individuums: Der Psyche (ich will im Folgenden noch einige Gedanken dazu vermerken), des Nervensystems (verantwortlich für rasche = blitzartige, punktuelle Weiterleitung von Informationen), dem Endokrinum – denn eigentlich müßte die PNI „Psycho-Neuro-Endokrino-Immunologie" heißen – (verantwortlich langfristige, „breite" Informationen) und dem Immunsystem, gleichsam ein Exekutivorgan mit der Aufgabe, Selbst und Nicht-Selbst scharf zu trennen. Zu beiden Organen Psyche und Immunsystem haben sich die Vorstellungen in den letzten Jahren stark gewandelt. So betont Uexküll [5], daß die Psyche einen Apparat darstellt, der dazu dient, dem Individuum die notwendige Orientierung zu verschaffen, um sich adäquat in der Umwelt zurechtzufinden um z. B. die Ernährung zu gewährleisten (die Überlegung fußt u. a. auf der Bio-Semiotik, die besagt, daß wir entsprechende Zeichen deuten können müssen, um aus der Umwelt die für uns relevanten Objekte auszuwählen; diese Deutungsfähigkeit muß vom Individuum erst erlernt werden und die ersten Lebensmonate dienen u. a. auch dazu, sich diese anzueignen).

Bezüglich des Immunsystems hat vor allem Francesco Varela (bei einer Tagung für Familientherapie 1990 in Heidelberg) darauf hingewiesen, daß die bisherige Sicht so reduktionistisch ist, als würde man einen Menschen darauf reduzieren, daß er imstande ist, davonzulaufen, wenn ein Klavier aus dem ersten Stock fällt. Dieser inzwischen obsoleten Sicht setzt er entgegen, daß das Immunsystem ubiquitär im Körper vorhanden ist, eine Merk- und Erinnerungsfähigkeit hat; er definierte es daher konsequenterweise als „second brain".

Diese neuen Erkenntnisse können natürlich auch an der Psychotherapie nicht einfach vorbeigehen. Wir müssen uns zwangsläufig überlegen, in welcher Weise wir darauf antworten können, ob entsprechend neue Strategien anzuwenden sind (insbesondere wenn es um die Behandlung von körperlichen Erkrankungen geht), und ich würde meinen, daß eine neue Ära eingeleitet wird. Dies umsomehr, als uns auch neue Erkenntnisse aus der Systemtheorie über das Zusammenspiel der verschiedenen Systemebenen im Körper zwingen, die psychotherapeutischen Axiome zu überdenken. Am Beispiel des Hungers kann man sehr deutlich ein Problem aufzeigen, welches lange als ungeklärt gegolten hat: wie informiert die Zelle, in der ein Glucosemangel herrscht, das Individuum, daß es aufwachen soll, um zum Kühlschrank zu gehen um etwas zu essen? Und umgekehrt: wie informiert das Individuum den Körper, daß er den Hunger hintanstellen muß, weil das Schlafbedürfnis z. Z. Priorität hat? Nach Uexküll sind es ebenfalls Zeichen-Prozesse*, die über die einzelnen

* Ein Zeichen ist ein Signal mit individueller Bedeutung: Das klassische Paw-low'sche Experiment zeigte wie man – über den Weg der Konditionierung – bei Hunden

Systemebenen hinweg die Information übertragen. Ich möchte anhand eines pathologischen Prozesses, der in der Psychosomatik wohl bekannt ist, aufzeigen, wie diese systemtheoretische Sichtweise in vivo abläuft: ein Magengeschwür entsteht – wenn man so will – aus einer Fehlkonditionierung. Die Mutter des Säuglings war so „dezentralisiert" (so wenig bei sich selbst), daß sie ihr instinkthaftes Wissen, wann ihr Kind gestillt werden müßte, verloren hat und es immer zur „Unzeit" fütterte. Der Prozeß Hunger/Sättigung kam aus dem Takt, der Säugling produzierte Magensaft zu einem Zeitpunkt, zu dem kein Stillen folgte. Das Kind lernt nun im obigen Sinne (Konstituierung des psychischen Apparates) die Signale falsch zu deuten; der Erwachsene reagiert dann auf Muster – sie sind als Zeichenprozesse gespeichert – analog. In Situationen, in welchen er „Nahrung" erwartet (aber nicht bekommt!), produziert er Magensaft, der im leeren Magen Verheerung anrichtet.

Ich möchte an dieser Stelle sicherheitshalber einfügen, daß der Eindruck, der jetzt entstehen könnte, daß es sich bei der Entstehung der Fehlkonditionierung als auch bei der Behebung (Therapie) lediglich um ein technisches Problem handelt, natürlich falsch ist. Für den Säugling, der ja seine Mutter liebt, findet gleichzeitig ein essentieller Beziehungs (Liebes-) Entzug statt. Das Problem wird somit auch zum Narzißtischen (Durch das Fehlen der Mutter im „rechten" Moment entsteht narzißtische Wut!). Anders ausgedrückt, die Psychotherapie darf daher nicht nur von technischen Konzepten ausgehen, sondern muß vor allem das narzißtische Problem und die Angst behandeln. Ich möchte zum Angstphänomen einige Gedanken ausführen. Angst bedeutet Enge/Einengung (vom Althochdeutschen *angh* = eng), d. h. der Patient hat den subjektiven Eindruck von bedrohlicher Enge.

Jede neue Situation wird aus der Sicht unserer bisherigen biographischen Erfahrung eingeschätzt; wir entwickeln Angst, wenn die Vorstellung entsteht, daß wir das aktuelle Problem mit den Möglichkeiten, die wir in uns tragen, nicht bewältigen können. Angst entwickeln wir also beim Blick in die Zukunft und bei der Vorstellung, wir könnten unseren vitalen Erfordernissen nicht mehr entsprechen. Wir müssen uns dabei vor Augen halten, daß Angst im Eigentlichen eine wesentliche Funktion darstellt, nämlich die, dem Individuum zu signalisieren, daß bei den näch-

---

das Läuten einer Glocke zum Zeichen machen kann. War die Konditionierung erfolgreich, so wurde das Glockenläuten als Zeichen verstanden und die Hunde antworteten mit einer Sekretion von Magensaft

sten existenziellen Schritten, die es plant, Gefahr droht. Dies ist – wie wir alle wissen – ein sehr anfälliger Prozeß, da diese Einschätzungen viel mit (Selbst-) Vertrauen zu tun hat (Vertrautheit mit sich selbst!). So impliziert jeder Gang zum Therapeuten letztlich, daß das Individuum Angst hat (d. h. in jedem Symptom, sei es nun rein psychisch oder somatisch, steckt primär Angst), weil ja nur dann spezifische Hilfe gesucht wird, wenn der oben beschriebene Prozeß stattfindet. Angst wirkt lähmend (sie soll ja auch das Individuum davor bewahren, einen weiteren – falschen – Schritt zu tun). Vor allen weitergehenden therapeutischen Schritten muß vorerst daher Entängstigung stattfinden, denn Therapie heißt letztlich etwas in Bewegung bringen, wo vorher Stagnation herrschte. Entängstigung ist ein sehr primitiver (d. h. ursprünglicher) Vorgang. Schon bei den Schimpansen kann man beobachten, wie einer dem anderen in einer beruhigenden Geste die Hand auf die Schulter legt [6]. Somit wird deutlich, daß lediglich Beziehung Angst beseitigen kann und alle technisch betonten Vorgangsweisen ins Leere gehen werden, wenn nicht vorher Entängstigung stattgefunden hat und Vertrauen herrscht.

Sind diese beiden Voraussetzungen geschaffen, so kann man dann allerdings mit der Frage beginnen, welche zielführende Strategie anzuwenden ist, um im obigen Sinne vorzugehen. Es ist, als wären wir auf der Suche nach einem Code, einem Schlüssel, der gleichzeitig auf den verschiedenen Systemebenen sperrt. Zur Erläuterung eine spezifische Fallgeschichte:

Ein 33jähriger Mann von athletischem Habitus, sehr sportlich, entwickelt eine Sehnenscheidenentzündung an beiden Unterarmen ohne eine vorausgehende spezifische (körperliche) Belastung. Im Zuge einer therapeutischen Gruppenarbeit mit wesentlicher Unterstützung aus den Träumen des Patienten kam zum Vorschein, daß er den nahen Tod seines Vaters (dieser war in der Tat alt und gebrechlich) vorweg „fühlte". Aus Verlustangst suchte er gleichsam seinen Vater festzuhalten, was zu einer körperlichen Anstrengung und Überlastung der Sehnen des Unterarmes führte. Eine im Anschluß durchgeführte Trauerarbeit führte zu einer so unmittelbaren Entlastung, daß das Symptom innert 2 Tagen sistierte (für medizinisch nicht informierte: Sehnenscheidenentzündungen neigen zur Chronifizierung und heilen üblicherweise nur sehr langsam ab).

Die Sprache des Symptoms war „Festhalten", der Patient versuchte tatsächlich physisch – ohne es zu wissen –, logisch betrachtet ein sinnloses Unterfangen, seinen Vater festzuhalten.

In dieser Fallgeschichte sehen wir sehr deutlich die für ein psychosomatisches Krankheitsverständnis relevanten Zusammenhänge. Wir begegnen dem hermeneutischen Prinzip, wir sind sozusagen „doppelt", der eine Teil ist sichtbar, der andere liegt aber im Dunkel. Wir benutzen

z. B. unsere Muskeln in einer direkten Weise – also: ich strecke meinen Arm aus, um die Kaffeetasse zu ergreifen – bzw. in einer „als ob-Haltung“, ich spanne meine Muskeln an, als ob ich etwas erreichen wollen würde, aber dieses Ziel ist abstrakt (Dem Konzept des „Muskelpanzers“ von Wilhelm Reich liegen analoge Gedanken zugrunde). Der oben beschriebene Patient spannte seine Unterarmmuskeln an, „als ob“ er seinen Vater festhalten wollte. Diese „als ob-Haltung“ ist ein wesentlicher Schlüssel zum Verständnis von psychosomatischen Symptomen. Der Schritt zur Auflösung der Symptomatik ist offensichtlich das Erkennen der jeweiligen „als ob-Haltung“, um damit in das interaktive Netz von Soma und Psyche einzugreifen. Wenn wir uns die Frage nach einer entsprechenden Gesetzmäßigkeit stellen, so stoßen wir wieder auf den bereits eingangs zitierten D. Jonas [7]; er hat einen diesbezüglichen Vorschlag gemacht, indem er den Begriff des „Idiolekt“ einführte. Unter „Idiolekt“ versteht man die Eigensprachlichkeit des Patienten, wie er mit seinen eigenen Worten sein Symptom beschreibt. Fordert man beispielsweise einen Patienten mit Kopfschmerzen auf, zu beschreiben, wie es zu diesen Beschwerden kommt, so wird er etwa sagen: „es ist, wie wenn Mühlsteine in meinem Kopf gegeneinander mahlen würden“. Nun ist dies ein umgangssprachlich bekanntes Bild, weniger bekannt ist der Umstand, daß durch eine entsprechende Rückkoppelung das Symptom mitunter sistiert, weil es seine Funktion, dem Individuum eine (schädigende) Haltung vor Augen zu führen, verloren hat. Dazu eine weitere Fallgeschichte:

Eine 33jährige Frau entwickelt (in einer laufenden Psychotherapie) eine idiopathische Facialis-Parese [Lähmung des VII. Hirnnerven mit dem dafür typischen einseitig hängenden Mundwinkel]. Auf die Frage des Therapeuten, was ihr erster Gedanke war, als sie sich morgens im Spiegel sah, antwortete sie: „Jetzt kann ich nicht mehr so freundlich schauen, wenn mir nicht danach zumute ist“.

Die anschließende therapeutische Aufarbeitung führte dazu, daß sie erkannte, daß sie – aus ihrer Agressionshemmung heraus – dazu neigte, ein freundliches Gesicht zu machen, auch wenn ihr gar nicht danach zumute war. Auch in diesem Fall kam es zu einer Restitutio ad integrum innerhalb weniger Tage, obwohl auch, wie im Falle der Sehnenscheidenentzündung, die Facialisparese in der Regel einige Wochen braucht, bis sie sich wieder gibt.

Aus dem bisher Gesagten leitet sich ab, daß es offensichtlich eine Form der Mitteilung gibt, die das Individuum in einer Weise erreicht, daß die Botschaft bishin zur Zell-Ebene „durchschlägt“. Die Frage nach der Art dieser Mitteilung ergibt sich ebenfalls aus den obigen Ausführungen (Auch Märchen haben hier ihre einschlägige Bedeutung; oftmals geht es ja im Märchen darum, daß der Schlüssel für ein Problem in der Findung des Namens liegt [z. B. das Rumpelstilzchen]. Da die Märchen ja nichts anderes sind, als Schlüssel zum Verständnis menschlichen Verhaltens, so ist auch dieser Teil ein brauchbarer Wegweiser für die Gestaltung psychotherapeutischer Strategien). Sie muß den Betroffenen nicht nur auf der rationalen und auf der emotionalen, sondern auch auf der Zeichenebene erreichen. Zeichen bedeuten eine Mitteilung, die dem Individuum eine aktuelle Neuorientierung in vitalen Fragen ermöglicht. Z. B. das „Knurren" des Magens (begleitet von einschlägigen Gefühlen) bedeutet: „Ich habe Hunger", d. h. ich muß in der Folge alle meine Aktivitäten darauf abstimmen, daß ich mir – über kurz oder lang – Nahrung zuführe. Das „Knurren" ist also ein „Zeichen", weil es mit seiner Mitteilung eine Konsequenz signalisiert, eine einschlägige Bedeutung hat; gleichzeitig ist das Knurren auch eine „Gestalt" (ich werde dies in der Folge ausführen), jeder weiß, was dies bedeutet – hat sofort ein Bild des Prozesses vor Augen. Die Erfahrung lehrt, daß jene Mitteilungen, die bildhaften Charakter haben, besonders dazu geeignet sind, Mitteilungen zu sein, die Zeichen-Qualität enthalten. Der volkstümliche Ausdruck „ein Bild sagt mehr als tausend Worte" wird hier bestätigt. Das Zeichen hat auch „Gestalt-Qualität", d. h. eine „Gestalt" (im gestaltpsychologischen Sinne) ist eine Wahrnehmung gekoppelt mit Bedeutung. Das Knurren des Magens ist eine „Gestalt", wir alle wissen, was es bedeutet, und bezeichnenderweise verwenden wir die Bedeutung des Knurrens auch in einen analogen Sinne. Wenn jemand „knurrt", dann wissen wir, daß er nicht freundlich gesonnen ist; ein Tier, welches knurrt, ist gefährlich, weil es Angriff signalisiert (auch hier ist das hermeneutische Prinzip, das „Doppelt-Sein" erkennbar: das Knurren bedeutet Hunger, Hunger bedeutet aber gleichzeitig auch „Zerstörung". Die „Zerstörung" richtet sich physiologischerweiser auf ein ausgewähltes Nahrungsobjekt, aber dieses Zerstören kann auch in dem Sinne gemeint sein wie wir sie im täglichen Sprachgebrauch verwenden – das Individuum versucht seine ursprünglichen Grenzen wiederherzustellen und wird zerstörerisch um z. B. den Eindringling zu beseitigen).

Wenn ich mich abschließend nochmals mit der Frage auseinandersetze, inwieweit die Erkenntnisse, die aus der PNI kommen, psychotherapeutische Strategien beeinflussen, so kann man sagen, daß insbesondere die psychosomatisch orientierte Psychotherapie schon lange von solchen Zusammenhängen ausgeht und in der Behandlung versucht, auf der interpersonalen Ebene mit Hilfe von geeigneten Mitteilungen die intrapersonalen Prozesse zu beeinflussen. Der Umstand, daß die gegenseitigen Beeinflussungen von Psyche, Immunsystem, Endokrinium und Nervensystem nun nachweisbar sind, gibt der gesamten Vorgangsweise mehr Halt, ja wir können mit Sicherheit davon ausgehen, daß ein neues psychotherapeutisches Zeitalter anbricht. Die aus der System-Theorie kommende Erkenntnis, daß es Zeichen-Prozesse sind, die Verknüpfung der einzelnen hierarchischen Ebenen gewährleisten, ist nochmals ein bedeutsamer Verstärker der Theorie, daß man über „Gestalt-Deutungen" pathologische Prozesse auf der somatischen Ebene beeinflussen kann. Wie schon eingangs beschrieben, begegnen wir sinnbildlich dem gleichen Vorgang in der Wissenschaftsgeschichte, wie jenem, der zur Entdeckung der Neptun geführt hat. Die PNI Beiträge zur Grundlagenforschung stellen die therapeutischen Ansätze, die bislang meist intuitiv erfolgt sind, auf eine solide Basis und präzisieren sie. So kann die Frage nach der Beeinflussung dahingehend beantwortet werden, daß die Psychotherapie aus einer Phase des „Ratens" in eine Phase des Wissens eintritt. Die Psychotherapie wird sich sehr wahrscheinlich in die Richtung der Entwicklung einer „Zeichensprache" bewegen, einer Zeichensprache, die dazu angetan ist, dem „Doppelt-Sein" des Menschen gerecht zu werden.

Literatur

1. Wedekind C (1992) Detailed information about parasites revealed by sexual ornamentation. Proc R Soc Lond B 247: 169–174
2. Ader R, Cohen N (1975) Behaviorally conditioned immunsuppression. Psychosom Med 37: 333–340
3. Bartrop, et al (1977) Depressed lymphocyte functions after bereavement. Lancet 1: 834–836
4. Onkologie (1991) 14 [Suppl 1]: 3
5. Uexküll T (1984) Psychosomatic medicine and aggression: theoretical considerations. In: Engelmann SR (ed) Confronting life threatening illness, vol 13. Irvington, pp 203–224
6. Lawick-Goodall J u. H (1971) Wilde Schimpansen. Rowohlt
7. Jonas F, Jonas D (1977) Signale der Urzeit. Hippokrates, Stuttgart

Wie man Krebs und seinen Verlauf erlebt: ein Gespräch*

C. L. Holmes und **L. Stolbach**

Stellt man die Frage, ob das Selbst den Verlauf von Krebs im Sinne von Remission oder Heilung beeinflussen kann, so ist die Fragestellung zu eng, und es ist schwierig, dafür Beweise zu erbringen. Lautet die Frage jedoch, ob das Selbst darauf Einfluß nehmen kann, wie man den Verlauf der Krankheit erlebt, dann besitzen wir – so glaube ich – genügend klinische Belege für das Ausmaß, in dem ein gestärktes Selbst zu einem positiveren Erleben der Krankheit führen kann, wie auch immer diese verläuft.

Stolbach: Ich glaube, daß unsere Mind-Body-Gruppen für Krebspatienten gezeigt haben, daß manche Patienten während eines Zeitraumes von acht Wochen ihre Einstellung wesentlich verändern können. Diese Veränderungen haben auf das Leben der Menschen deutliche Auswirkungen. Aber wie weit diese dann den Verlauf der Krankheit beeinflussen, ist dann natürlich eine andere Angelegenheit, mit der wir und andere Wissenschaftler auch ringen. Es gibt nämlich eine Reihe von nicht zu unterschätzenden methodischen Schwierigkeiten, an das Thema heranzugehen. Die Arbeiten von LeShan und Worthington, von Berland und von Bolletino zeigen alle, wie diese Autoren ebenfalls mit dem Problem kämpfen, statistisch sichere Belege dafür zu erbringen, daß Einstellungsänderungen physische Veränderungen bewirken. Bevor wir aber dazu kommen, wollen wir einige Fälle aus unseren Gruppen schildern, um zu demonstrieren, was diese Form der Intervention leisten kann.

Holmes: Im St.-Vincent-Krankenhaus halten wir jetzt bereits unsere 13. Gruppe ab. So eine Gruppe trifft sich pro Woche für zwei Stunden, und das acht Wochen lang. Wir wollen den Teilnehmern helfen,

---

* Dieser Artikel wurde mit freundlicher Genehmigung der Herausgeber der Zeitschrift Advances 11/4 entnommen. Aus dem Englischen übersetzt von Ch. Prainsack, Wien

Streßfaktoren zu identifizieren und ihren Lebensstil zu ändern. Einer der für uns fruchtbarsten Fälle erzählt von einer Frau Ende 70, die wir Frau D nennen wollen.

S: Frau D kam mit einem Leiomyosarkom im Uterus in unsere Gruppe. Metastasen hatten sich zur Lunge und zur Leber ausgebreitet, ohne daß dies zu Symptomen führte. Am Beginn der Gruppe litt D an großen Ängsten vor dem Krankheitsverlauf, und zwar bezüglich ihrer Lebenserwartung wie auch ihrer zukünfigen Lebensqualität. Während der Zeit der Gruppentreffen trat eine deutliche Änderung ihrer Einstellung ein. Am Ende der acht Wochen hatte sie gelernt, jeden Tag ihres Lebens für sich zu nehmen, und sie schöpfte Sicherheit aus der Tatsache, daß keine auffälligen Symptome mit ihrer Krankheit einhergingen. Wegen dieses Fehlens von Symptomen wurde zu diesem Zeitpunkt auch keine Chemotherapie begonnen. Oft soll ja eine Behandlung bei Krebs nur Linderung verschaffen, und da sie keine Symptome zeigte, gab es nichts zu lindern.

H: Ein Grund, warum wir hier über D sprechen wollen, ist der, daß sie ein so interessantes Beispiel für den „Kampfgeist" bietet, etwas, über das wir unter uns oft diskutieren, wenn es um unsere Gruppen und Forschungen geht. D's Haltung war zu Beginn eine sehr passive, und sie war auch nicht sonderlich bestrebt, die medizinischen Hintergründe dessen zu erfahren, was mit ihr geschah. Das wandelte sich im Laufe der Gruppentreffen, als sie sich darin bestärkt sah, etwas zu unternehmen; und sie entschloß sich, ihren Kampfgeist durch Gebete ausdrücken zu wollen. Sie entschied sich nicht für die geleiteten Vorstellungsmeditationen, die wir anboten. Sie konzentrierte sich auf das Gebet, und betete zum heiligen Peregrin, dem Schutzpatron der Krebskranken.

S: Nach Beendigung der Gruppe beobachteten wir D natürlich im Krankenhaus weiter. Sie blieb für eine Weile ohne Symptome, und wir bei unserer Entscheidung, von einer Chemotherapie fürs erste Abstand zu nehmen, obwohl sie einen Tumor in der Lunge und einen in der Leber hatte. Nach ungefähr sechs Monaten zeigten Röntgenaufnahmen eine Zunahme der Lungenmetastasen. Wir beschlossen, auch die Leber noch einmal zu untersuchen. Die Computertomographie der Leber zeigte, daß der Tumor völlig verschwunden war! Das war die erste echte Spontanremission, die ich in den langen Jahren meiner Tätigkeit erlebte, und ich war tief beeindruckt davon. Die krankhaften Veränderungen der Lunge gingen allerdings nicht zurück, und wir beobachteten die Entwicklung weiter. Als bei D symptomatische Kurzatmigkeit auftrat, wiederholten wir die Computertomographie des Unterleibs und mußten sehen, daß die Lebermetastasen wieder aufgetaucht waren.

Infolge ihrer Kurzatmigkeit wurde D mit einer Chemotherapie behandelt, auf die sie sehr gut ansprach, mit 75prozentiger Reduktion ihrer großen Lungenmetastasen, sodaß die Kurzatmigkeit verschwand. Sie fühlt sich jetzt gut, versucht weiterhin jeden Tag für sich zu leben, und auch die Chemotherapie hat bei ihr nur wenige negative Nebenwirkungen gehabt und wird daher alle drei bis vier Wochen fortgesetzt. Das geht nun seit neun Monaten, und wir dürfen hoffen, daß ihre Beschwerden gelindert sind. Sie betet weiterhin zu Peregrin, was für sie beruhigend und hilfreich ist. Sie hat auch mit Imagination begonnen und versucht, sich bildlich vorzustellen, wie der Tumor aus Lunge und Leber verschwindet. Ihre Hauptstrategie ist aber nach wie vor das Gebet zu Peregrin.

H: Al repräsentiert eine andere Art von Patient – einer der von Anfang an sehr positiv eingestellt ist. Als Al vor zwei Jahren an unserer Gruppe teilnahm, hatte er Lungenkrebs mit Supraklavikularknoten. Er nahm großen Anteil an unseren Meditationen, und er meditiert, so viel ich weiß, noch heute. Seine Krankheit ist bis zu einem Punkt fortgeschritten, an dem es keine Behandlung mehr gibt, und dennoch hat er nicht aufgegeben zu meditieren.

S: Ja, er hat noch immer die positive Einstellung, daß er etwas für sich tun kann.

H: Seit Jahren ist Segeln sein Hobby, und er will auch diesen Sommer wieder Segeln gehen. Letztendlich führt er sein Leben so weiter, wie die fünf Männer, über die Berland schreibt – fünf Menschen, die es dem Krebs nicht gestattet haben, sie aus ihrem normalen Leben herauszureißen. Allerdings war bei Al dieses Verhalten nicht von einem Zurückgehen der Krankheit begleitet, wie das bei Berlands Beispielen der Fall gewesen sein mag.

S: Diese beiden kurzen Geschichten sollen einen Eindruch vermitteln, welche Vielfalt von Einstellungen wir bei unseren Patienten vorfinden. Wir suchen ständig nach Wegen, wie wir die möglichen Auswirkungen solcher Einstellungen untersuchen können. Eine prospektive Studie ist bei Krebs sehr schwierig durchzuführen, wie Berland unterstreicht. Die Schwierigkeiten beginnen bei der Tatsache, daß Spontanremissionen einfach sehr selten sind. Wenn O'Regan und Hirshberg (1993) die Anzahl der weltweit in der Literatur belegten spontanen Rückbildungen von Krebs mit 3000 angeben, dann klingt das vielleicht recht eindrucksvoll. Hält man sich aber vor Augen, daß dies die Fälle seit 1900 –

so der Zeitrahmen der Untersuchung – sind, und bedenkt, wie viele Krebskranke es in diesem Zeitraum gegeben hat, würde ich sagen, daß der Anteil von zur Zeit dokumentierten Regressionen geringer als ein Zehntel Prozent ist. Es ist also kein praktikabler Zugang, große Populationen in der Hoffnung zu studieren, daß man eine signifikante Anzahl von Spontanremissionen zur näheren Auswertung in einer prospektiven Studie erhält.

Eine weitere Schwierigkeit steckt in der Aufgabe, die Lebenserwartung vorherzusagen. Selbst bei zwei Patienten, die unter dem Mikroskop identische pathologische Befunde haben und auch klinisch ein ähnliches Bild abgeben, ist es möglich, daß der eine noch für Jahre lebt und der andere innerhalb weniger Wochen stirbt. Wenn Patienten mich fragen, wie lange sie noch zu leben haben und wie die Prognose für sie aussieht, gebe ich meist Zeitintervalle an. Nennt man ihnen einen Mittelwert oder einen Median an Lebenserwartung, so merken sie sich leider nur die Zahl. Sie verstehen häufig nicht, daß wenn man einen Median angibt, die Hälfte der Menschen innerhalb einer kürzeren Periode sterben. Das ist eben das Problem mit der Glockenkurve. Oft hat man es mit Extremen zu tun, und wenn man seinen Blick auf die Enden der Kurve richtet, wird es Patienten geben, die länger oder kürzer leben, als man es erwartet.

Konzentriert man sich auf die Patienten, die länger leben, so ist es wichtig, glaube ich, jene Faktoren zu betrachten, die diesen gemeinsam sind, aber es wird dann sehr schwer, eine Hypothese zu testen. Meiner Meinung nach sind die Arbeiten von Steven Greer in England (Greer et al. 1985) wert, weitergeführt zu werden, der sich die Effekte von Einstellungen auf die Ausgänge angesehen hat. Wir führen daher gerade eine Studie – oder besser eine Neuauswertung – an unseren früheren Krebsgruppen durch, wobei wir den Test anwenden, den Greer und sein Kollege Watson (1987) entwickelt haben, den Mental Adjustment to Cancer Test, kurz MAC. Wir wollen herausfinden, ob der Kampfgeist, so wie ihn der MAC mißt, mit den Überlebenszeiten unserer Brustkrebspatientinnen korreliert. Wir reanalysieren die Daten, die wir zwischen 1985 und 1991 im Beth Israel Krankenhaus und im Deaconess Krankenhaus in Boston erhoben haben.

Auch die paar Versuche einer Studie mit Kontrollgruppen von David Spiegel und Mitarbeitern (1989) und Fawzy und Mitarbeitern (1993) sollten weitergeführt und validiert werden. Gleichzeitig können wir eine Menge vom qualitativen Ansatz lernen, den Berland und LeShan und seine Mitarbeiter vertreten. Und auch Alastair Cunningham in Kanada –

er leitet dort das Cancer Coping Skills Training Program (Programm zum Training von Strategien zur Bewältigung von Krebs, Anm) – verwendet neuerdings qualitative Methoden, um die Merkmale von Menschen mit langen Überlebenszeiten zu analysieren.

H: Dem möchte ich mich anschließen. Es ist eine Sache, seine Eindrücke zu verbreiten, ob das das Selbst den Verlauf der Krankheit beeinflussen kann, und eine andere, generalisierte Aussagen über das Thema zu treffen. Was unsere Gruppen angeht, so scheint mir, sind sie dahingehend orientiert, den Patienten ein Gefühl von Kontrolle zurückzugeben, und daß die Wiederkehr eines solchen Kontrollgefühls letztendlich zur Steigerung des Kampfgeistes und zu mehr Optimismus führt. Manchmal bewirkt die Rückkehr der Kontrolle auch eine höhere Akzeptanz der Krankheit, und sie kann es auch erleichtern, mehr in der Gegenwart zu leben. Ich denke da an Linda, ich denke oft an sie, und wie zornig sie war, als sie in die Gruppe kam, wie betrogen sie sich fühlte. Sie war etwas über 40 Jahre alt, hatte Kinder aus erster Ehe, und sie hatte vor kurzem wieder geheiratet, sehr glücklich. Sie fühlte sich betrogen um das Glück, auf das sie lange gewartet und das sie längst verdient hatte. Aber durch ihre Erfahrungen in der Gruppe wurde es für sie möglich, ehrlich zu akzeptieren, was mit ihr geschah. Leider verlief die Krankheit ungünstig, aber sie starb friedvoll.

Um auf unser Thema zurückzukommen: Stellt man die Frage, ob das Selbst den Verlauf von Krebs im Sinne von Remission oder Heilung beeinflussen kann, so ist die Fragestellung zu eng, und es ist schwierig, dafür Beweise zu erbringen. Lautet die Frage jedoch, ob das Selbst darauf Einfluß nehmen kann, wie man den Verlauf der Krankheit erlebt, dann besitzen wir – so glaube ich – genügend klinische Belege für das Ausmaß, in dem ein gestärktes Selbst zu einem positiveren Erleben der Krankheit führen kann, wie auch immer diese verläuft.

S: Wir alle haben Patienten erlebt, die ihre grundlegenden Einstellungen und Bewältigungsstrategien geändert haben. Ich denke, die meisten Menschen sind mit einem grundsätzlichen Zugang in unsere Gruppen gekommen, mit dem sie der Erfahrung einer lebensbedrohenden Krankheit nicht sehr effektiv begegnen konnten, und unser Programm hat ihre Fähigkeiten dazu gesteigert.

H: Es geht dabei nicht einfach darum, was wir erlebt oder welche Eindrücke wir gewonnen haben. Wir messen die Veränderungen in den Einstellungen und Copingstilen.

S: Richtig. Wir legen Patienten eine Batterie psychologischer Tests vor, die unter anderem den MAC enthält, und wir lassen das Profile of Mood States (McNair et al. 1971; Stimmungslagen-Profil, Anm) und das Functional Assessment of Cancer (Funktionale Krebseinschätzung) ausfüllen, einen von David Cella entwickelten psychologischen Test (Cella et al. 1993). Die Patienten beantworten die Fragebögen vor Beginn und nach Ende der jeweiligen Gruppe. Wir versuchen auch, über sechs Monate Folgedaten zu erheben.

Ein Ergebnis zeigt uns, wie schwierig es manchmal ist, zwischen dem zu trennen, was die Bestrahlung oder die Chemotherapie und was die Gruppenarbeit bewirkt. Aus diesem Grund ist es bedeutsam, Studien mit entsprechenden Kontrollgruppen durchzuführen. Ich weiß, daß sich damit momentan Spiegel und eine Forschergruppe der University of Rochester beschäftigen, die Gary Morrow leitet. Diese Rochester-Gruppe betreibt eine Studie mit zwölf Krankenhäusern, in denen Brustkrebspatientinnen, die Chemotherapie oder Hormontherapie erhalten, nach dem Zufallsprinzip ausgewählt werden. Es handelt sich dabei um Stadium 1 und Stadium 2 Patientinnen; bei jenen auf Stadium 1 zeigen die Lymphknoten noch keine Anzeichen von Krebs. Die Studie wird 480 Patientinnen erfassen. Ihr Hauptanliegen ist herauszufinden, ob eine Gruppenintervention die Ergebnisse für die Krebspatienten beeinflußt. Die Gruppentherapie, die über zwölf Wochen geht, ähnelt vom Ansatz her jener, die Spiegel bei seinen Brustkrebspatientinnen im fortgeschrittenen Stadium angewendet hat. Spiegel selbst versucht, seine früheren Ergebnisse zu replizieren, die er in seinen Untersuchungen zur Auswirkung von Gruppenarbeit mit Brustkrebspatientinnen erhielt, die sich über den Zeitraum von einem Jahr erstreckte.

H: Ich möchte auf die Marathontherapie hinweisen, wie sie Bolletino und LeShan beschreiben, daß sich das deutlich von unserem Zugang und den meisten anderen unterscheidet. Ich würde sagen, unser Ansatz ist ein psychologisch-erzieherischer. Er bietet nicht den Erfahrungsreichtum einer intensiven Therapie. Ich habe mich gefragt, Leo, ob Du nicht glaubst, daß das etwas wäre, was wir zusätzlich zu unserem Programm einführen sollten, oder ob es nicht überhaupt möglich wäre, hier am St. Vincent Krankenhaus es mit einer Modifikation der Marathon-Therapie zu versuchen, da das wirklich ein ganz anderes Modell als unseres ist.

S: Ich stimme Dir zu, das ist ein faszinierender Ansatz. Aber ich glaube, daß die Mehrheit der Patienten eine solche Marathon-Erfahrung nicht auf sich nehmen würde. Dazu benötigt es eine starke Bereitschaft und hohe Motivation. Bereits jetzt haben wir Schwierigkeiten, Patienten dazu zu bewegen, acht Wochen lang jedes Mal unsere Gruppe zu besuchen. Bolletino und LeShan arbeiten mit einer besonderen Gruppe von Patienten, von denen sich viele selbst zu diesem Programm gemeldet haben, und die sich bewußt auf diese intensive Arbeit einlassen.

Und trotzdem ist es schwierig zu erkennen, das betonen Bolletino und LeShan ja auch, welche Effekte die Marathon-Therapie auf die physische Situation hat. Eine Marathonpatientin zeigte tatsächlich einen Rückgang der Lebermetastasen ohne gleichzeitige Chemotherapie. Das ist für mich ein eindrucksvoller Fall. Was steckt dahinter? Wieviele Patienten muß man behandeln, damit man ein derartiges Ergebnis erzielt? Das Interessante an LeShans Arbeiten im allgemeinen ist, daß er die Auswirkungen von Krebs als einen Wendepunkt betrachtet, und er hat auch eines seiner Bücher so genannt (1989). Er sieht die bedeutsamen Wandlungen in den Einstellungen der Krebspatienten, und wie diese gewöhnlich deren Leben verbessern. Auch wir haben das bei unseren Patienten beobachtet. Für mich gibt es viele verschiedene Wege, die unterschiedliche Forscher beschritten haben, und bei ähnlichen Ergebnissen angekommen sind. Wie du zuvor gesagt hast, Connie, das Entscheidende dabei ist, daß wenn man dem einzelnen einen gewissen Grad an Kontrolle zurückgeben kann, es ihm ermöglicht, darüber nachzudenken, wie er mit seinen Problemen, zu denen Krebs gehört, umgeht, und wenn es ihm gelingt, auf die Situation anders zuzugehen als zuvor, ehe er in die Gruppe kam, dann können wir, denke ich, bedeutende psychische und emotionale Vorteile feststellen.

Dennoch wird eine Menge zusätzlicher Arbeit notwendig sein, um auch beweisen zu können, daß Auswirkungen auf die Lebenserwartung und das Wiederauftreten von Tumoren vorhanden sind. Es wird sicherlich noch einige Jahre und Studien mit Kontrollgruppen benötigen, bis wir mit Sicherheit sagen können, was vor sich geht. In der Zwischenzeit haben wir aber zweifelsohne Verbesserungen der Einstellungen bei Patienten beobachtet, Verbesserungen im Wohlbefinden, in der Qualität des Lebens, Verbesserungen durch eine Abnahme von Angst und Depressivität und einer Zunahme an Kampfgeist.

H: Ich möchte auf die Formulierung des Themas zurückkommen, über das wir hier reden: in der Druckfassung wird man die Titelworte „Kann das Selbst den Verlauf von Krebs beeinflussen?" lesen. Wann immer ich „Selbst" als Hauptwort lese, denke ich an Jungs Verständnis des „Selbst" und an den Ansatz der „Selbst-Psychologie". Ein wichtiger Punkt scheint mir daher auch zu sein, in welchem Sinn wir das Wort

„Selbst" hier gebrauchen. Ist es das Selbst, das sich auf das Ich der Ich-Psychologie bezieht? Sprechen wir vom Selbst der transpersonalen Psychologie? Oder über das Selbst von Jung, das Ur-Selbst, das „größer als das Selbst"-Selbst? Es ist gerade diese Unsicherheit oder Verwirrung, was die Frage so interessant macht. Das Wort Selbst wird von verschiedenen Denkern und Theoretikern ganz unterschiedlich gebraucht.

Ich möchte eine meiner Aussagen von vorher noch einmal ganz deutlich wiederholen: Wenn wir sagen, „Kann das Selbst die Erfahrung des Krebsverlaufs ändern?", so stellen wir eine völlig andere Frage als „Kann das Selbst den Verlauf der Krankheit beeinflussen?", was sich rein auf den medizinischen Aspekt von Krebs bezieht. Ich glaube, Leo, wir stimmen darüber überein, daß wir viele Beispiele dafür haben, wie unsere Gruppenintervention die Art berührt, wie die Teilnehmer ihre Krankheit erleben, daß wir aber nur wenige „harte" Daten besitzen, die belegen, daß auch der medizinische Verlauf betroffen ist. Meiner Meinung nach – und angesichts unserer Arbeiten ist das für mich der springende Punkt – muß man die Frage nach dem Verhältnis von Selbst und Krebs in einem weitergefaßten Sinn stellen, nämlich nicht all die positiven Erfahrungen ausschließen, die Patienten durch unsere Gruppenintervention gemacht haben.

S: Ein Merkmal unserer Interventionen sollten wir noch beschreiben, die Imagination, mit der die Teilnehmer arbeiten. Wir haben bereits bei der Geschichte von D kurz darauf hingewiesen, aber es ist wirklich interessant, näher darauf einzugehen, wie sich die Imagination bei Patienten ändert.

H: Ja, das ist großartig. Wir lassen Patienten, um das kurz zu erklären, in der zweiten Sitzung ein Bild zeichnen. Wir bitten sie, darin das Verhältnis zwischen ihrer Krankheit, der Behandlung und den Abwehrkräften ihres Körpers wiederzugeben. Das gibt uns oft Einblicke, wie verzerrt Patienten ihre Behandlung oder das Ausmaß sehen, indem diese etwas bewirkt oder nichts bewirkt, und in ihre verzerrten Sichtweisen davon, wie sich ihr Körper wehrt, und was sie selbst zu diesem Prozeß beitragen können. In Sitzung sieben wiederholen wir diese Übung, und nach diesen Wochen intensiver Arbeit zeigt sich, wie sich bei den Patienten das Konzept ihrer Krankheit geändert hat. Und das ist, wie gesagt, oft großartig.

S: Unsere Art, Imagination zu verwenden, leitet sich von den Arbeiten her, die Stephanie und Carl Simonton vor einiger Zeit durchgeführt haben (Simonton et al. 1978), und von jenen Bernie Siegels (1988). Sie kann einerseits ein hilfreiches diagnostisches Instrument sein, mit dem man erkennen kann, ob Patienten ihre Therapie mißinterpretieren. Andererseits ist sie ein mächtiges Werkzeug, wenn es darum geht, Menschen verstehen zu helfen, was ihr Körper wirklich leisten kann, um eine Situation umzukehren – in anderen Worten, wie sie wieder in einen Zustand der Homöostase gelangen können. Allgemein spiegeln die Veränderungen der Imagination die gewandelten Einstellungen der Patienten wider. Es ist diese alte Geschichte. Wenn Personen in die Gruppe kommen, sehen sie das Glas als halb leer an, und wenn sie die wieder verlassen, betrachten sie es als halb voll. Das ist für mich die einfachste Beschreibung dessen, was während dieser acht Wochen geschieht: Wenn man die Gruppe verläßt, fühlt man, daß man sagen kann: Das Glas ist noch halb voll.

H: Ich glaube, wir kommen langsam zum Schluß, Leo. Ich möchte die Fragen laut vorlesen, die uns als mögliche Basis für unsere Plauderei vorgeschlagen worden sind, nur um zu prüfen, ob wir auch alle berührt haben: „Gibt es Gründe zu glauben, daß das Selbst den Verlauf von Krebs beeinflußt? Wie könnte man das untersuchen? Ist das überhaupt eine wichtige Frage oder nur eine periphere Angelegenheit von untergeordneter Bedeutung?" Gut, die letzte Frage verdient einen Kommentar. Ohne jeden Zweifel glauben wir beide, daß die Frage von zentraler Bedeutung ist. Das heißt für mich einerseits, daß jene Art von kontrollierten Studien notwendig ist, von denen Du gesprochen hast, die den Einfluß von Gruppenintervention auf den Krankheitsverlauf untersuchen, wie es da und dort ja schon geschieht. Aber ich glaube, wir brauchen auch mehr Spekulationen darüber, wie man psychologische Veränderungen während der Gruppenarbeit erforschen kann, und wie Patienten mit diesen Veränderungen umgehen, unabhängig vom medizinischen Ausgang.

S: Ich für meinen Teil glaube, daß es diese Einflüsse des Selbst auf den Verlauf von Krebs gibt, und ich meine, es gibt auch Möglichkeiten, das zu untersuchen. Über einige haben wir ja gesprochen, und wenn man an die Studien von Spiegel und Fawzy in der Vergangenheit denkt und an jene, die Morrow gerade durchführt, glaube ich, daß wir auf dem richtigen Weg sind, und so in der Zukunft zu deutlich mehr Daten kommen werden, die uns bestärken. Bevor wir jedoch versuchen, die Mechanismen zu identifizieren, die hinter diesen Veränderungen stecken – anders gesagt, was sind die Mediatoren dieser Einflüsse –, müssen wir die Einflüsse der von uns hier besprochenen Interventionen auf den physischen Ausgang ebenso wie die der Einstellungsänderungen so absichern und belegen, daß an ihnen kein Zweifel bestehen kann. Das sind die Forschungsgebiete der Zukunft. Ich persönlich glaube ja, daß das Selbst den Krebsverlauf beeinflussen kann, aber als Wissenschaftler muß ich natürlich nach Beweisen in den Untersuchungen anderer suchen, und ich hoffe, daß ich selbst in der Zukunft an den relevanten Studien mitarbeiten werde.

Literatur

Cella DF, et al (1993) The functional assessment of cancer therapy scale: development and validation of the general measure. J Clin Oncol 11: 570–579

Fawzy FL, Fawzy NW, Hyun CS, Elashoff R, Guthrie D, Fahey JL, Morton DL (1993) Effects of an early structured psychiatric intervention, coping and affective state of recurrence and survival 6 years later. Arch Gen Psychiatry 50: 681–689

Greer S, Morris T, Pettingale K, Haybittle J (1985) Mental attitudes toward cancer: an additional prognostic factor. Lancet 1: 750

Greer S, Watson M (1987) Mental adjustment to cancer: its measurement and prognostic importance. Cancer Surveys 6 (3): 11–22

LeShan L (1989) Cancer as a turning point. Dutton, New York

McNair PM, Lorr M, Droppleman L (1971) Profile of mood states manual. Educational and industrial testing services. San Diego, CA

O' Regan B, Hirshberg C (1993) Spontaneous remission. An annotated bibliography. Institute of Noetic Sciences, Bolinas, CA

Siegel B (1988) Love, medicine, and miracles. Harper Collins, New York

Simonton OC, Matthews-Simonton S, Creighton J (1978) Getting well again. Bantam, New York

Spiegel D, Bloom JR, Krasmer HC, Gottheil E (1989) Effect of psychosocial treatment on survival of patients with metastatic breast cancer. Lancet 2: 888-91

Krebsbewältigung und Lebenssinn

R. Kreibich-Fischer

Die Diagnose „Krebs“ ist für die betroffenen Menschen zweifellos eine psychische Extremsituation, ein Sturz aus der normalen Wirklichkeit, wie das mein Kollege Gerdes (1986) so trefflich beschrieb. Die Gewißheit, daß das Leben im wesentlichen so weitergehen wird wie bisher, wird abgelöst durch Angst vor Schmerzen, Leiden und einen baldigen Tod.

Die Lebenssituation vor der Diagnose ist gekennzeichnet durch Aktivitäten in der Familie und mit den Freunden, im Beruf und der Freizeit. Weitgehende Kontrolle über das Leben, Autonomie und das Interesse an der sozialen Umwelt bedeuten Sicherheit und Integration. Die Situation nach der Krebsdiagnose unterscheidet sich davon erheblich. Der betroffene Mensch wird zum Patienten. Er ist konfrontiert mit der Welt des Krankenhauses, mit Betreuungspersonal und Apparaten. Er muß die existentielle Abhängigkeit von Ärzten, Schwestern und der Institution Krankenhaus akzeptieren lernen und erlebt dabei zwangsläufig einen Kontrollverlust. In den Mittelpunkt seines Denkens rückt die Krankheit und er lebt fortan in der Hoffnung auf gute und der Furcht vor schlechten Nachrichten.

Es liegt in der Natur der Krankheit, daß unsere Patienten häufig ohne spezifische Beschwerden in die Behandlung kommen. Allenfalls haben sie eine dunkle Ahnung, daß etwas nicht in Ordnung ist, oftmals allerdings schon von Angst begleitet. Mit der Eröffnung der Diagnose kommen sofort eine Reihe von Belastungen auf die Patienten zu, für die sie vorerst kein Repertoire zur Bewältigung haben.

Krankheitsbelastungen in der Akutbehandlung

Betrachten wir die Belastungen, die Krebspatienten bereits zu Beginn der Erkrankung verarbeiten müssen, so liegen diese insbesondere in der medizinischen Behandlung, den interpersonellen Beziehungen mit

Ärzten und Schwestern, der persönlichen Situation der Patienten aber auch der medizinischen Infrastruktur und Organisation. In der medizinischen Behandlung entstehen Ängste vor den einschneidenden Therapien, vor Therapieversagen ebenso wie vor dem Verlust der körperlichen Unversehrtheit. Auf der Ebene der interpersonellen Beziehungen zu Ärzten und Schwestern ist es vor allem die Inkongruenz der gegenseitigen Erwartungen (beispielsweise das Heilungsparadigma und die compliance), die die Patienten besonders belasten. Darüber hinaus beklagen sie mangelnde Informationen über diagnostische und therapeutische Maßnahmen, Lieblosigkeit, Rückzugstendenzen und Isolation.

In der persönlichen Situationen erleben die Patienten oftmals einen Autonomieverlust und soziale und berufliche Ausgrenzung, was die Angst vermehrt und zu Depressionen führen kann.

Die medizinische Infrastruktur und Organisation ist besonders angetan, den Patienten die Abhängigkeit, in der er sich nun befindet, deutlich zu machen. So sind Wartezeiten bei diagnostischen und therapeutischen Maßnahmen, das Fehlen von Räumen für intime Treffen mit Freunden und Angehörigen, schlechtes Essen, Schmutz etc. besonders belastend.

Die Aufzählung solcher Belastungen ließe sich mühelos fortsetzen. Gleichwohl entstehen die Hauptbelastungen in der Krankheit nicht durch personelle oder institutionelle Unzulänglichkeiten, sondern durch die immerwährende ambivalente Gefühlssituation, mit der Krankheit leben zu müssen, ohne sich jemals als geheilt betrachten zu können (das betrifft zumindest die meisten Tumorarten). Krebs ist keine Krankheit im herkömmlichen Sinn, auf die das Heilungsmuster der traditionellen Medizin zutrifft. Krebs ist auch kein hinreichend definiertes Krankheitsbild, sondern muß als Störung des Gesamtsystems betrachtet werden (Kreibich-Fischer 1993). Jede Krebskrankheit eines Menschen hat zudem ihre eigene physische, psychische und soziale Geschichte und ihren individuellen Verlauf. Die unterschiedlichen Parameter, die den Krankheitsverlauf bestimmen und die Unmöglichkeit für die Patienten, entscheidenden Einfluß darauf nehmen zu können, sind im Grunde zutiefst inhuman. Bedroht zu sein und funktionieren zu müssen – und das oft über viele Jahre – ist eine schwere Aufgabe, die die Mehrzahl der Patienten nur mit zuverlässiger Unterstützung bewältigen.

Krankheitsbewältigung

Nun sind Menschen bestrebt, diese weitreichenden Veränderungen ihrer Lebenssituation für sich greifbar zu machen. Sie möchten sie in einen biographischen Kontext stellen und ihre Bedeutung erfassen. Solche Verarbeitungsprozesse finden sowohl auf der kongitiven als auch affektiven Ebene statt und werden vor allem durch die medizinische und psychosoziale Situation des Patienten mitbestimmt. Sie sind abhängig von der Bewertung des objektiven Tatbestandes und den subjektiven Bewältigungsressourcen der Patienten (Cohen und Lazarus 1979).

Bewältigungsverhalten ändert sich ständig im Krankheitsverlauf und manche scheinbaren Abwehrprozesse, wie beispielsweise Verdrängungen in bestimmten Phasen der Erkrankung, erweisen sich im Nachhinein als Bewältigung, weil sie die einzige sinnvolle Strategie zur Vermeidung psychischer Dekompensation waren.

Als besonders kritische Zeitpunkte der Krankheitsverarbeitung und gefühlsmäßigen Anpassung an die Krankheit gelten:
- der Zeitpunkt des ersten Verdachts
- die Diagnosestellung
- die Primärtherapie
- die Rückkehr in den Alltag
- Nachsorgetermine
- Metastasierung und Progredienz (Schafft 1980).

Jedes dieser Ereignisse erfordert für die Patienten andere Verarbeitungsmuster. Die Krankheitsverarbeitung jedes einzelnen Krebspatienten ist ein höchst subjektiver Prozeß, der nicht vom Lebenskontext des betroffenen Menschen zu trennen ist. Die Tumorlokalisation und damit das erlebte Ausmaß des äußeren Defekts und die Tumorgröße, die Rückschlüsse auf den Verlauf der Erkrankung zuläßt, bestimmen wesentlich die Einstellung der Patienten zu ihrer Krebserkrankung. Darüber hinaus sind aber noch andere Voraussetzungen von Bedeutung: Persönlichkeitseigenschaften und die Ressourcen zur Bewältigung von Krisen, wie sie dem Patienten bereits vor seiner Erkrankung zur Verfügung standen. Mentale Fähigkeiten, sozialer Status, die subjektiven Krankheitsvorstellungen und vor allem die Qualität der sozialen Unterstützung sind dabei wesentlich. Erleben die Patienten vorerst die Diagnose „Krebs“ als „Widerfahrnis“, haben sie doch bald den Wunsch nach einer individuellen Erklärung ihrer Krankheit. Diese subjektiven Krankheitstheorien sind krankheitsbezogene Vorstellungen, Ursachenannahmen und Erwartungen hinsichtlich des Verlaufs der Erkrankung und die Sinndeutung des Krankheitsgeschehens (Filipp 1992). Tumorpatienten sind in höherem Maße empfänglich für solche Ursachenzuschreibungen, sie empfinden offensichtlich einen stärkeren Erklärungszwang für ihre Erkrankung als andere Patienten (Helmkamp und Paul 1984). Diese Attributierungen müssen nicht „wahr" im eigentlichen Sinne sein, sie sind vielmehr zu verstehen als eine subjektive Strategie etwas eigentlich Unfaßbarem Sinn zu geben.

Soziale Unterstützung

Subjektive Krankheitsvorstellungen sind gleichermaßen wichtig für die Krankheitsbewältigung wie soziale Unterstützung. Die emotionale Unterstützung, die der Krebspatient in der Krankheit erfährt, ist ein Gradmesser für seine soziale Integration. Krebspatienten sind existentiell auf diese Unterstützung angewiesen. Sie bedeutet für die Patienten Wohlbefinden und positive Selbstbewertung.

Nun ist diese Unterstützung Schwankungen unterworfen, die teils von den Patienten selbst verursacht werden, teils aber auch durch die Belastbarkeit des sozialen Umfeldes beeinflußt werden.

Der soziale Rückhalt der Krebspatienten wird vor allem durch zwei Gruppen gesichert: zum einen durch die Angehörigen und Freunde und zum anderen durch die Behandelnden im Krankenhaus und in der Nachsorge.

Die Angehörigen

Bei der Unterstützung durch die Angehörigen ist es weniger wichtig, wie sich diese tatsächlich verhalten, als wie dieses Verhalten von den Betroffenen wahrgenommen wird. Patienten sind häufig zufrieden mit der Unterstützung, die sie durch ihre Angehörigen erfahren. Die Angehörigen selbst sehen das oftmals zurückhaltender und kritischer. Sie realisieren, daß sich ihr Leben entscheidend verändert hat und daß sie selbst Hilfe benötigten. Sie plagen sich mit Schuldgefühlen, weil sie meinen, nicht wirklich helfen zu können. Im Extremfall empfinden Angehörige die veränderte Beziehung als double-bind-Situation, die letztlich nur durch den Tod des Partners aufgelöst werden kann.

Die Ärzte

Krebspatienten erwarten von den Ärzten Heilung und Verständnis. Der Arzt, dem sie sich mit der Krebserkrankung anvertraut haben, soll sie heilen. Er soll die ihm zur Verfügung stehenden Therapien optimal zu ihrer Gesundung einsetzen. Das ist ihr vorrangiger Wunsch. Gleichzeitig soll er aber ihnen zugewandt sein, offen informieren und Verständnis für ihre schwierige Situation in der Krankheit zeigen.

Onkologen befinden sich in einem mehrfachen Dilemma. Sie können Krebspatienten nicht in dem Maße heilen, wie sie das möchten. Da beide – Ärzte und Patienten – auf das Heilungsparadigma fixiert sind, sind Enttäuschungen auf beiden Seiten unausweichlich. Schnell wird in der Progredienz der Erkrankung die Kompetenz des Arztes in Frage gestellt und nicht das individuelle Krebsgeschehen dafür verantwortlich gemacht.

Viele Patienten wünschen sich Offenheit von ihrem Arzt. De facto ist es aber so, daß sie eigentlich nur die guten Botschaften hören möchten, ein durchaus verständlicher Wunsch, wenn nach langer Erkrankung die Ressourcen zur Verarbeitung von Enttäuschungen erschöpft sind. In der Regel verhalten sich Ärzte anfangs zu optimistisch. Wenn der Optimismus eines Tages nicht mehr trägt, weil der Krankheitsfortschritt das Gegenteil anzeigt, sind Verwerfungen im Arzt-Patient-Verhältnis nicht auszuschließen. Die Arzt-Patient-Situation sollte von der Diagnose ab langfristig und nicht auf einen ausschließlich positiven Krankheitsverlauf hin konzipiert werden.

Die Schwestern

Den Schwestern kommt in ihrer Vertrautheit mit den Patienten eine wichtige Rolle bei der Krankheitsverarbeitung zu. Sie dienen den Patienten quasi als Modell, denn sie sind die ersten, deren Reaktion der Patient auf seine körperliche und psychische Versehrtheit erlebt (beispielsweise bei einer Mamma-Ablatio) Patienten antizipieren am Schwesternverhalten, wie künftig die anderen Menschen in ihrer Umgebung mit ihnen umgehen werden: zugewandt oder abweisend, freundlich oder distanziert, verständnisvoll oder gleichgültig. Wenn die Patienten in dieser Phase der Erkrankung Achtung entgegengebracht wird und die Schwestern auch Handreichungen tun, die über das routinemäßige Repertoire hinausgehen, so erinnern das Patienten oftmals über viele Jahre.

Lebenssinnveränderung in der Krebserkrankung

Gesunden Menschen erscheint es manchmal unbegreiflich, wie Patienten mit der ständigen Bedrohung durch die Krankheit leben können. Ist die

Krankheit auch eine Krise, so kann doch Krise sowohl Bedrohung als auch Chance bedeuten. Gerade die Krebserkrankung zeigt das Januskopfige, die Ambivalenz einer solchen Situation besonders deutlich. Einerseits erleiden die Patienten einen Sinnverlust, andererseits berichten Patienten auch von einem Sinnzuwachs, ja von der sinnstiftenden Kraft der Erkrankung. Das geschieht dann, wenn sich mit der Erkrankung auch das Bewußtsein verändert im Sinne eines qualitativen Bewußtseinszuwachses. Diese Patienten streben in der Krankheit nicht nach einer Rückkehr zum status quo ante, sondern möchten die versteckte Botschaft der Krankheit finden. Sie gehen davon aus, daß sie das Leben, was sie bisher geführt haben, krank gemacht hat und daß nur eine Lebensveränderung eine Chance zur Heilung oder zum langfristigen Überleben ermöglicht.

Die Erarbeitung langfristiger Verhaltens- und Lebenssinnveränderung ist primär eine Aufgabe der Psychoonkologie.

Psychosoziale Betreuung setzt allerdings immer eine gute medizinische Betreuung voraus. Sie sollte supportive Maßnahmen anbieten, die den Patienten langfristig helfen, wie beispielsweise Psychotherapie, Körpertherapien, Angehörigenbetreuung, soziale Hilfen, krankheitsbezogene Informationen, Selbsthilfe etc.

Die Möglichkeiten zur Hilfe sind vielfältig, allerdings sind an den Therapeuten große Anforderungen gestellt und ohne Zweifel kann diese Aufgabe nicht immer zufriedenstellend gelingen. Der Therapeut (die Therapeutin) muß vor allem zuverlässig „da sein". Die Patienten vertrauen manchmal den psychoonkologisch tätigen Therapeuten Gefühle an, die sie selbst vor ihren Angehörigen verbergen. Das Vertrauen muß immer wieder neu gerechtfertigt werden. Diese Veränderungen werden insbesondere bei kurativ behandelten Patienten angestrebt. Bei palliativ behandelten Patienten stehen die Integration der Krankheit in das begrenzte Leben, die Erhaltung der Lebensqualität und die Verminderung der Angst vor Leiden, Sterben und dem Tod im Vordergrund.

Lebensqualität ist allerdings ein sehr subjektiver Bewertungsmaßstab, der sich ständig mit dem Krankheitsverlauf verändert. Die derzeitige Flut von Lebensqualitätsuntersuchungen wird meiner Erfahrung nach diesem komplizierten Konstrukt nicht gerecht. Fragebögen werden oftmals im Sinne sozialer Erwünschtheit beantwortet. Es werden darüber hinaus die falschen Fragen gestellt. Befragung in rezidivfreien Intervallen und nur wenige Meßzeitpunkte verzerren die Ergebnisse. Die Lebensqualität eines Krebspatienten ist nur in langfristigem und engem Kontakt zu dem Patienten einigermaßen zuverlässig einzuschätzen.

Psychotherapeuten müssen für Krebspatienten einen individuellen Therapiestil entwickeln. Alle herkömmlichen Psychotherapien sind für psychopathische Patienten konzipiert und daher nur bedingt für Krebspatienten geeignet. Krebspatienten sind Menschen mit einem realen Problem, für dessen Bewältigung sie Hilfe benötigen. Der Psychotherapeut muß sich bemühen, die Gefühle vom inneren Bezugspunkt des Patienten aus wahrzunehmen („accurate empathic understanding", Rogers 1965). Überbordendes Mitleid ist ebenso wenig angebracht wie emotionales Zerfließen. Stattdessen benötigen Krebspatienten Verläßlichkeit und einfühlendes Verstehen. Der Therapeut sollte Hilfe geben bei der „Bedeutungsbildung", d. h. der Bewußtwerdung der Situation als Krebspatient und der Integration der Krankheit in das Leben des Patienten. Dabei ist es besonders wichtig, daß der Therapeut als Person „hilfreich" ist. Der Therapeut muß sich immer bewußt sein, daß es für ihn unmöglich ist, das Problem des Patienten zu lösen, Krebs zu haben. Hilfreich ist er aber dann, wenn er sich auf den subjektiven Bezugsrahmen des Patienten einläßt und ihn darin unterstützt, mit diesem Problem bewußt zu leben. In diesem Sinne kann er sogar im klassisch-medizinischen Sprachgebrauch helfen zu heilen (Kegan 1986).

Therapie sollte vor allem Angstabbau durch das Gespräch sein, weil, wie Nietzsche sagte, „wir darüber, wofür wir Worte haben, auch schon hinaus sind".

Krankheitsbewältigung und Lebenssinnveränderung sind entscheidend mit der Qualität der sozialen Unterstützung verknüpft. Wenn wir uns zusammenfassend das Bewältigungsverhalten nicht ausreichend unterstützter und gut unterstützter Patienten anschauen, so sind gravierende Unterschiede zu beobachten: Nicht ausreichend unterstützte Patienten möchten möglichst schnell in ihre alte Rolle schlüpfen und vor allem niemanden mit ihren Problemen zur Last fallen. Sie haben eine eher pessimistische Prognoseerwartung und einen höheren Angstpegel. Gut unterstützte Patienten verändern ihr Leben im Sinne von Wachstum. Sie artikulieren ihre Bedürfnisse, haben eine positivere Prognoseerwartung und in der Regel weniger Angst.

In einer Untersuchung hatte ich u. a. den Patienten die Frage gestellt, ob ihnen ihre Erkrankung auch etwas Positives gebracht habe. Dies wurde von allen Patienten bejaht. Wenn auch die Akzente sehr unterschiedlich gesetzt wurden, betrafen sie doch ein generell erweitertes

Bewußtsein, engere Kontakte zu Menschen, mehr Freude an der Natur und die Umbewertung der gesamten Lebenswelt. Reintegration bedeutete für diese Patienten nicht die Rückkehr in alte Gewohnheiten.

Können wir also von unseren Patienten lernen? Ich meine ja, wenn man den Ausspruch einer Patientin richtig versteht: „Warum mußte ich erst krank werden, um zu begreifen, wie ich leben sollte?"

Literatur

Cohen F, Lazarus R (1980) Coping with the stress of illness. In: Stone G, et al (eds) Health psychology. A handbook. San Francisco, pp 217–245
Filipp S-H (1990) Krebsrehabilitation und Psychoonkologie. Springer, Berlin Heidelberg New York Tokyo
Gerdes K (1986) Der Sturz aus der normalen Wirklichkeit und die Suche nach Sinn. In: Schmidt W (Hrsg) Jenseits der Normalität. Leben mit Krebs. Kaiser, München
Helmkamp, Paul (1984) Psychosomatische Krebsforschung. Hans Huber, Bern Stuttgart Toronto
Kegan R (1986) Die Entwicklungsstufen des Selbst: Fortschritte und Krisen im menschlichen Leben. Kindt, München
Kreibich-Fischer R (1993) Krebsbewältigung und Lebenssinn. Beltz, Weinheim
Rogers CR (1965) The therapeutic relationship: recent theory and research. Aust J Psychol
Schafft S (1980) Die meisten Menschen schieben das weg. Gespräche mit brustkrebskranken Frauen. Studie im Auftrag des BMfT (unveröffentlicht)

Supervision – Was ist das? Was kann sie? Was braucht sie?

U. Schlömer-Doll

1. Einleitung

Supervision ist ein beliebtes Schlagwort und wird oft als Synonym für Qualitätssicherung gebraucht. Dennoch wird der Begriff von nicht Eingeweihten häufig als inhaltsleer empfunden und ist mit einem großen Fragezeichen verbunden. Schlägt man dann beispielsweise das Duden-Fremdwörterbuch (1982) auf, liest man folgendes: 1. (Leistungs-)kontrolle, Inspektion, 2. Leitung, (Ober-)aufsicht.

Diese Beschreibung drückt genau das aus, was viele Menschen im Zusammenhang mit Supervision befürchten – nämlich von einem Fremden, einem sogenannten Experten, überprüft zu werden.

In diesem Artikel möchte ich von meiner langjährigen Erfahrung als Supervisorin berichten, um dieses Zerrbild durch eine Beschreibung aus der Praxis zu ersetzen. Im folgenden geht es darum, die Belastungssituation des Pflegepersonals im Krankenhaus zu beleuchten und das Wesen von Supervision zu erläutern: aufzuzeigen, was Supervision sein und bewirken kann und welche Rahmenbedingungen eine Supervision braucht, um hilfreich zu sein.

2. Die Belastungssituationen des Personals im klinischen Alltag

Die Belastung des Klinikpersonals auf onkologischen und intensivmedizinischen Stationen ist groß. Aber auch in anderen klinischen Abteilungen gibt es Schwerkranke und Sterbende, die vom Pflegepersonal betreut werden.

Wissenschaftliche Studien belegen die Belastungen, denen das Pflegepersonal, Ärzte und Medizinisch-Technische Assistenten ausgesetzt sind (Bartholomeyczik 1987, Koch und Schmeling 1982, Burisch 1989, Herschbach 1991, Donath 1991, Muthny und Beutel 1990, 1991).

In der Literatur werden acht Aspekte der Arbeit des Pflegepersonals hervorgehoben, die besonders belastend sein können:

- *Arbeitsumfang und Arbeitsverteilung:* In vielen Abteilungen herrscht chronischer Personalmangel. Spricht man mit der Verwaltung, heißt es beispielsweise: „Wir sind mit 31 Planstellen gut ausgerüstet!" Auf Nachfrage erfährt man dann häufig, daß davon nur 27 Stellen besetzt sind. Werden als Konsequenz davon keine Betten gesperrt, müssen 27 Menschen die Arbeit übernehmen, die für 31 berechnet ist. Der Zeitdruck, der dadurch entsteht, ist hoch und Arbeitsabläufe müssen häufig unterbrochen werden, weil das Pflegepersonal immer irgendwo einspringen oder zur Hand gehen muß. Das erhöht den Druck weiter und geht auch zu Lasten der Arbeitszufriedenheit.
- *Belastungen, die mit den zu betreuenden Patienten zusammenhängen:* Hier dominiert der Umgang mit schwerkranken oder sterbenden Patienten. Immer wieder hörte ich Klagen des Pflegepersonals über die mangelnde psychologische Vorbereitung auf den Beruf während ihrer Ausbildung und die fehlende Zeit für Gespräche mit Patienten. Berufsanfänger erlebten den Beginn ihres Berufslebens häufig als „Sprung ins kalte Wasser". Wie sie dann zurechtkommen, hängt davon ab, in welcher Form sie durch die erfahreneren Kollegen eingeführt und begleitet werden und ob sie Gelegenheit erhalten, sich durch psychologische Fortbildungen weiter zu qualifizieren.
- *Verhältnis zu Ärzten:* Unklare Arbeitszuständigkeiten und Kommunikationsprobleme können die Beziehungen zwischen Ärzten und Pflegepersonal stark belasten. In der Zusammenarbeit von Ärzten und Pflegekräften stehen sich oft verschiedene Welten gegenüber. Dies ist zum Teil auf die verschiedene Ausbildung und die Sozialisation im Beruf zurückzuführen (vgl. Kapitel 4.2).
- *Konflikte innerhalb der eigenen Berufsgruppe:* Die typischen Konflikte beziehen sich auf schlechte Organisation; auf Vorgesetzte, die als wenig loyal und unterstützend erlebt werden; auf hierarchische Konflikte und auf die mangelnde Beteiligung an Entscheidungsprozessen.

  Darüber hinaus gibt es weitere wichtige Aspekte in der alltäglichen Arbeit des Pflegepersonals, die auf Dauer sehr belastend wirken können:
- *Physische Arbeitsbedingungen:* Vielfältige negative Arbeitsbedingungen können die Gesundheit und die psychische Belastbarkeit des Pflegepersonals untergraben:

- fehlendes Tageslicht in Arbeitsräumen
- Beeinträchtigung durch Klimaanlagen
- fehlende Sozialräume (keine Rückzugsmöglichkeiten / Sozialräume mußten häufig Geräten weichen)
- räumliche Enge bei der Arbeit (beispielsweise in der Notaufnahme, in der Schmerzambulanz oder im Op) kann auch Konflikte im Team forcieren
- ungenügende Pausenregelungen
- mangelhafte Ernährung (viel Fleisch, viel Kohlenhydrate, wenig Ballaststoffe – alles in allem wenig gesundheitsfördernd) und ungesundes Eßverhalten
- fehlende Arbeitsmittel (Lifte, höhenverstellbare Betten etc.)

- *Schichtarbeit:* Schichtarbeit kann sowohl neurophysiologische Rhythmen wie Körpertemperatur, Stoffwechselrate, Blutzuckerkonzentration als auch die geistige Leistungsfähigkeit und Arbeitsmotivation beeinträchtigen. Dies kann langfristig zu streßbedingten Erkrankungen führen. Zu den wesentlichen schichtabhängigen körperlichen und psychischen Störungen gehören Rücken- und Kreuzschmerzen, Schlafstörungen, Antriebslosigkeit, Stimmungsschwankungen, Reizbarkeit und Nervosität, Kopfschmerzen, Kreislaufstörungen sowie Magen- und Darmbeschwerden (Herschbach 1991).

  Schicht- und Nachtarbeit sowie Springerdienste im Op kollidieren mit dem normalen Rhythmus des sozialen Lebens und können zu Spannungen in der Umwelt oder – durch die Einschränkungen des Privatlebens – in soziale Isolation führen.

  Insbesondere Spätschichten machen Menschen einsam: wenn diese Menschen Zeit haben, sind die Kinder in der Schule, Partner und Freunde bei der Arbeit. Ist der Dienst vorbei, denken die anderen bereits ans Schlafengehen.

  Sowohl das Pflegepersonal als auch die Ärzte leiden überdurchschnittlich häufig unter allgemeinen, psychovegetativen und psychosomatischen Beschwerden. Die Pflegekräfte sind damit fast doppelt so stark belastet wie die Durchschnittsbevölkerung (Herschbach 1991).

  Herschbach (1991) und Burisch (1989) berichten, daß das Klinikpersonal, das schwerkranke und sterbende Menschen betreut, vermehrt unter depressiven Erkrankungen leidet; auch Suizidalität, Scheidungsraten, Drogen- und Alkoholmißbrauch sind überdurchschnittlich hoch.

- *Körperliche Risiken:* Körperliche Risiken im klinischen Alltag sind:
  • Belastungen des Bewegungs- und Stützapparates (durch das Heben von Schwerkranken)
  • Hygieneanforderungen (ca. 30 % aller Umschulungen sind durch Allergien auf Wasch- und Putzmittel begründet)
  • Umgang mit Zytostatika und anderen gefährlichen Stoffen (chemische Arbeitsstoffe, Narkosegase etc.)
  • Strahlenbelastung

  Gesundheitsrisiken werden vom Klinikpersonal eher verharmlost als ernstgenommen: Handschuhe werden nicht übergestreift, Dunstabzugshauben nicht angestellt und vieles mehr. Die Arbeitsbelastung und der Zeitdruck spielen in Diskussionen über die Gründe eines solchen Verhaltens eine wesentliche Rolle.
- *Berufliche Entwicklung und persönlicher Hintergrund:* Bei den subjektiv empfundenen Belastungen des Pflegepersonals spielt die berufliche Entwicklung und der persönliche Hintergrund eine nicht zu unterschätzende Rolle. So können fehlende Arbeitsplatzsicherheit, frustrierte Ansprüche an die eigenen Rollenvorstellungen und -erwartungen und eine nicht als angemessen empfundene Bezahlung als verborgene Streßfaktoren wirken. Wenn beispielsweise die Rollenvorstellung und Motivation, diesen Beruf zu ergreifen, in der Begleitung und Pflege von Menschen liegt, aber der betroffene Mensch in der beruflichen Realität mehr Zeit mit Technik, Verwaltung und Dokumentation verbringt, kann dies auf Dauer sehr ernüchternd sein.

  Vor allem motivierte und engagierte Menschen, die zu wenig oder keine Einflußmöglichkeiten auf den täglichen Betrieb haben, laufen Gefahr, in einer solchen Situation langsam „auszubrennen" und schließlich zu resignieren.

  Die eigene Befindlichkeit und Belastbarkeit des Pflegepersonals in der klinischen Arbeit ist natürlich nicht von der privaten Situation zu trennen. Viele Krankenschwestern tragen die Belastungen einer Hausfrau, Mutter *und* Krankenschwester und üben sich tagtäglich im Spagat zwischen den daraus erwachsenden Ansprüchen.

  Trotz – oder gerade wegen – der vielfältigen Belastungen des Pflegepersonals wird vor allem der Arbeitsatmosphäre im stationären Team ein besonders großer Stellenwert beigemessen. Von besonderer Bedeutung für helfende Berufe ist die Beziehung zu Vorgesetzten und Kollegen. Sie kann vor Belastungen schützen, aber auch besonders starke Belastungen hervorrufen (Herschbach 1991). Während Fortbildungsveranstaltungen hörte ich immer wieder den Satz: „Wenn im Team alles stimmt, sind die Belastungen mit den schwerkranken Patienten wesentlich besser zu ertragen: Das ist die halbe Miete.“ Ein gutes Arbeitsklima fällt nicht vom Himmel: es muß gepflegt und manchmal erst erarbeitet werden.

Die physischen und psychischen Belastungen des Pflegepersonals führen häufig zu einem Teufelskreis: sie schaden auf Dauer der Gesundheit der Betroffenen, führen dann zu vermehrten Krankmeldungen, die die Arbeitsbelastung der verbleibenden (noch gesunden) Mitarbeiter weiter erhöht. Die durchschnittliche Berufsdauer bei Krankenpflegekräften beträgt nach Untersuchung in den alten Bundesländern nur fünf Jahre. Diese ständige Fluktuation bringt große Unruhe in die bestehenden Pflegeteams.

Die Situation des Pflegepersonals wird sich in Zukunft möglicherweise noch weiter dadurch verschärfen, daß „pflegeleichtere“ Patienten aufgrund der laufenden Gesundheitsreform ambulant zur Diagnostik ins Krankenhaus kommen. Sie werden nur wenige Tage auf den Stationen behandelt werden, um sich daran anschließend ambulant weiterbehandeln zu lassen. Auf den Stationen verbleiben immer mehr immobile, schwerkranke und sterbende Menschen, die früher nur einen kleinen Teil der Gesamtbelegung ausmachten. Das Pflegepersonal braucht deshalb selbst „Pflege“, um mit solchen Belastungen langfristig besser fertigzuwerden.

3. Supervision – Was ist das?

Eine Möglichkeit dieser „Pflege“ ist die Supervision. Supervision, wie ich sie verstehe, bedeutet professionelle Begleitung, in deren Verlauf Situationen aus dem Arbeitsfeld mit Hilfe eines ausgebildeten Supervisors betrachtet und reflektiert werden, um dann gemeinsam Lösungsmöglichkeiten zu entwickeln. Es geht also darum, Probleme zu erkennen und sie einer Lösung näherzubringen. Supervision bezieht sich auf das formulierte aktuelle Problem des oder der Betroffenen. Sie unterscheidet sich dadurch von einer Fortbildung, daß sie stets Bezug auf bestimmte Patienten und das konkrete Team eines Krankenhauses, einer Altenpflegeeinrichtung oder einer anderen sozialen Einrichtung nimmt. Supervision geht in diesen Fällen von den Schilderungen und Wahrnehmungen des betreuenden und behandelnden Teams aus.

Grundsätzlich kann man die patientenzentrierte Supervision und die teamzentrierte Supervision unterscheiden.

3.1 Patientenzentrierte Supervision

Bei der patientenzentrierten Supervision stehen der Patient und seine Beziehungen zu einzelnen Teammitgliedern im Mittelpunkt der Reflexion. Die Erfahrungen, Eindrücke und Vorstellungen der Teammitglieder werden konkret auf einen bestimmten Patienten bezogen.

Ein Beispiel: Eine 65jährige Patientin mit einem Non-Hodgkin-Lymphom, die stationär zur Vorbereitung auf eine Strahlentherapie aufgenommen worden war, wurde vom Team der Station als „schwierig" erlebt. Auf meine Frage hin, wodurch sich diese Schwierigkeiten denn ausdrücken würden, kamen verschiedene Beschreibungen zusammen: geschildert wurden Mißtrauen gegenüber Ärzten und Pflegepersonal; Ängstlichkeit gegenüber notwendigen Prozeduren, die auch durch Informationen nur schwer abgebaut werden konnte; endlose Fragen mit Aufzeigen von Widersprüchen, was von den Ärzten als „gegeneinander ausspielen" erlebt wurde. Die Stimmung im Team war gereizt und die Patientin wurde als „ansprüchlich" erlebt. Der Verlauf der Supervision zeigte, daß dem Gesamtteam zwar viele Einzeleindrücke, aber kein vollständiges Bild der Situation der Patientin zur Verfügung standen. Wir nahmen uns deshalb Zeit, die einzelnen Wissensmosaiksteinchen der klinischen Mitarbeiter zusammenzutragen. Folgendes Bild zeichnete sich schließlich ab:

Der Patientin war nach der Eröffnung der Diagnose „Krebs" unter Vollnarkose eine Gewebeprobe aus dem Bereich der Wange genommen worden, um den Malignitätsgrad ihres Non-Hodgkin-Lymphoms zu bestimmen. Drei Wochen später mußte sie erfahren, daß die Gewebeprobe unbrauchbar geworden war, weil sie in eine falsche Flüssigkeit gelegt worden war. Von einer zweiten Operation rieten ihr die Ärzte ab, da sie gleichzeitig an einer Hepatitis-C-Erkrankung litt und als Folge einer Interferon-Therapie nur wenige Thrombozyten hatte.

Im Aufklärungsgespräch zur Strahlentherapie sagten ihr die Ärzte, daß man sich auf „die sichere Seite schlagen wolle", nämlich den Tumor so zu behandeln, als sei er hochmaligne. Sie fragte, was das bedeute, und erfuhr, daß sie eine größere Strahlendosis erhalten würde, also auch mit größeren Nebenwirkungen zu rechnen sei, die sich in ihrem Fall sehr wahrscheinlich durch Speichel- und Geschmacksverlust zeigen würden. Erst zu Hause war der Patientin klargeworden, daß sie entweder „richtig" bestrahlt oder aber „überbestrahlt" werden würde.

Aufgrund dieses zusammengetragenen Hintergrundwissens konnten die meisten Mitglieder des Teams sehr gut nachvollziehen, warum bei der Patientin so viel unterschwellige Wut, Angst und Mißtrauen spürbar war. Wir verabredeten, daß der behandelnde Arzt noch einmal auf die Patientin zugehen sollte, um mit ihr über ihre Situation zu sprechen. Dieses Gespräch half, die Situation deutlich zu entspannen. Der Arzt hatte die Patientin gebeten, ihm alle Fragen zu stellen, auch wenn sie ihr noch so lächerlich erscheinen mochten. Sie hatte daraufhin geweint und gesagt: „Ich möchte doch vertrauen!" Der Arzt konnte die Tränen der Patientin gut aushalten, und es entwickelte sich eine tragfähige Beziehung zwischen Arzt und Patientin, die die Gesamtsituation auf der Station entspannte.

3.2 Teamzentrierte Supervision

Zur teamzentrierten Supervision treffen sich Mitglieder unterschiedlicher Berufsgruppen, die in ihrem Arbeitsfeld zusammenwirken: beispielsweise Krankenpflegepersonal, Ärzte, Krankengymnasten, Sozialarbeiter und Psychologen einer Station oder Abteilung.

In der teamzentrierten Supervision geht es um die Zusammenarbeit zwischen den unterschiedlichen Berufsgruppen und den einzelnen Mitarbeitern. In einem solchen Setting besteht die Möglichkeit, Fragen der Zuständigkeit, der Macht und Hierarchie zu klären. Ungelöste Probleme dieser Art können die so notwendige Zusammenarbeit der verschiedenen Berufsgruppen nachhaltig behindern und blockieren.

Ein Beispiel: Ein junges, relativ neu zusammengestelltes fünfköpfiges Pflegeteam einer Schmerzabteilung beklagte in der Supervision, daß die Stimmung schlecht sei und die Arbeit auf ihnen laste. Auf meine Frage hin, wo die Gründe zu suchen seien, hatten sie vor allem die Ärzte im Visier: die Ärzte würden sich nicht genug um die psychische Situation der Patienten kümmern, würden in den Übergaben immer nur über neue wissenschaftliche Studien sprechen, hätten sowieso nur ihre Forschung im Kopf usw. Trotz der verbalen Entlastung des Pflegepersonals veränderte sich die Atmosphäre kaum: unterschwellige Aggression und „zusammengebissene Zähne" waren spürbar. Ich bat die Anwesenden schließlich einmal aufzustehen und sich im Gehen durch den Gruppenraum ihres eigenen momentanen Tempos bewußt zu werden. Dann bat ich sie, stehenzubleiben und zueinander den angemessenen Abstand zu finden. In diesem Standbild war die Stationsleiterin deutlich isoliert. Folgende Geschichte wurde erarbeitet: Nachdem eine erfahrene Leitungsperson die Abteilung aus persönlichen Gründen verlassen hatte, war die

Nachfolgerin aus dem bereits bestehenden Team gewählt worden. Von den fünf Pflegekräften kannten sich drei (zwei Frauen und ein Mann) bereits aus anderen Arbeitszusammenhängen und waren in etwa gleich kompetent. Die beiden Frauen hatten bereits einen Stationsleitungslehrgang absolviert. Zwischen ihnen sollte die Wahl sein. Beide hatten sich nicht um die Leitung gerissen, weil sie die Leitungsfunktion im Grunde für eine eher undankbare Aufgabe hielten, die zudem nicht angemessen honoriert werden würde. Eine der beiden war schließlich mehr oder weniger überredet worden, die Leitungsstelle anzunehmen.

Im Team herrschte zu dem Zeitpunkt der Leitspruch: Wir sind im Grunde alle gleich – eigentlich brauchen wir keine Leitung. In der Krankenhaushierarchie funktionierte das aber nicht. Aufgrund eines neuen Projektes, das aufgebaut werden sollte, gab es viel zu entscheiden und natürlich wurde in erster Linie die Stationsleitung involviert, gefragt und um Mitarbeit gebeten.

Im Verlauf der Zeit hatte die Leiterin Gefallen an ihrer neuen Rolle gefunden und je offensichtlicher dies wurde, desto größer wurde die Widerspenstigkeit des Teams. Sie warfen der Leitung vor, alles an sich zu reißen und sich wichtig zu machen. Die Leiterin zog sich mehr und mehr zurück. Mit dem Versanden der Kommunikation verschlechterte sich die Stimmung von Tag zu Tag. Anstatt das Problem anzugehen, hatten die Teammitglieder ihre Unzufriedenheit auf die Ärzte der Abteilung projiziert.

Durch die Supervision wurde erreicht, daß inhaltliche Treffen und gemeinsame Entscheidungen wieder möglich wurden und die Leitungsfunktion vom Pflegeteam und der Leiterin selbst als Repräsentantin der Gruppe gesehen werden konnte. Dennoch galt es zu akzeptieren, daß die Leiterin in der Krankenhaushierarchie ganz klar als Leiterin mit allen Zeichen der Macht angesehen und behandelt wurde.

4. Supervision – Was kann sie?

Leitgedanken und Ziele von Supervision:

- Entlastungs-, Reflexions- und Verarbeitungsmöglichkeiten eigener Erlebnisse mit Patienten im klinischen Alltag
- Verbesserung der Interaktionen im klinischen Team
- Vermittlung psychologischen und medizinpsychologischen Wissens zur Verbesserung der Patientenversorgung

- Förderung der eigenen Gesundheit
- Informationsvermittlung und Netzwerkförderung.

4.1 Entlastungs-, Reflexions- und Verarbeitungsmöglichkeiten eigener Erlebnisse mit Patienten im klinischen Alltag

Das Pflegepersonal hat in seiner Arbeit tagtäglich mit ängstlichen, verzweifelten, mißtrauischen, aber auch mit ansprüchlichen und aggressiven Patienten zu tun.

Das Gefühl der Überforderung des klinischen Personals verdichtet sich in den Themenbereichen: Sterben, Schmerzen, Sucht und Sexualität (Schlömer-Doll et al. 1995a). Ganz abgesehen davon, daß es den meisten klinischen Mitarbeitern Probleme bereitet, über sexuelle Fragen mit Patienten zu sprechen, kommen sexuelle Anspielungen oder Übergriffe von Patienten im stationären Alltag häufiger vor, als sie thematisiert werden. Die Bandbreite reicht von schlüpfrigen Bemerkungen bis zu körperlichen Übergriffen.

Besonders belastend wird die Konfrontation mit unheilbarer Krankheit und Tod sowie das Erleben therapeutischer Rückschläge während oder nach stark belastender Therapie erlebt. In solchen Fällen kommt es oft zur Identifikation mit dem Leid einzelner Patienten. Die Identifikation ist bei der Pflege Gleichaltriger und bei Patienten mit einer vertraut erscheinenden Biographie besonders stark („Das könnte mein Mann sein; das könnte mein Kind sein“ etc.). Als belastend werden auch therapiebedingte Verstümmelungen, vor allem bei Hals-Nasen-Ohren-Patienten sowie bei Kindern erlebt.

Diese Patientenschicksale werden dann vom Klinikpersonal häufig mit nach Hause genommen. Das empfundene Unvermögen, sich abzugrenzen, kann das Privatleben negativ beeinflussen und die so wichtige und notwendige Erholung verhindern.

Gefühle der Ohnmacht und Hilflosigkeit gegenüber fortschreitenden lebensbedrohlichen Erkrankungen können beim Pflegepersonal langfristig zu nachvollziehbaren Distanzierungsbedürfnissen gegenüber Patienten führen. Die meisten Pflegekräfte haben irgendwann das Gefühl erlebt, am Morgen am Klinikeingang am liebsten auf dem Absatz umdrehen zu wollen. Dieses Erleben kann die Betroffenen zusätzlich noch mit Schuldgefühlen belasten, weil doch die Schwerkranken auf ihre Hilfe und ihren Beistand angewiesen sind.

Supervision kann helfen, weggeschobene und verdrängte Erlebnisse und Probleme, die das Klinikpersonal nachhaltig belasten, ans Licht zu bringen. Sie dient sowohl der Entlastung als auch der Solidarisierung der Mitarbeiter. Der Betreffende, der ein Problem schildert, erlebt, damit nicht allein zu sein, und erhält Anregungen von seinen Kollegen und vom Supervisor, die helfen können, Schwierigkeiten zu bewältigen und Belastungen besser ertragen zu können.

Außerordentlich wichtig ist, daß dies sehr behutsam geschieht. Zu Beginn der von mir durchgeführten Supervisionen wurden vom Klinikpersonal immer wieder Befürchtungen geäußert; so etwa die Sorge, daß das eigene „Seelenleben seziert werden könne". Ein guter Supervisor wird keinen der zu Supervidierenden so exponieren (herausstellen), daß seine Rolle im Team oder seine eigene Integrität (Makellosigkeit/Unbescholtenheit) Schaden nimmt. Bei massiven Problemen einzelner gibt es die Möglichkeit, diese in einem geschützten Einzelgespräch zu erörtern und den Betroffenen Hilfe anzubieten.

Grundsätzlich wird die Supervision die psychosoziale Kompetenz der klinischen Mitarbeiter verbessern und deren psychische Belastung im Beruf senken. Supervision dient der Verbesserung der Qualität der Patientenbetreuung *und* des Lebens von Pflegekräften innerhalb und außerhalb der beruflichen Situation. Sie ist ein wichtiger Mosaikstein zur „Burnout-Prävention".

4.2 Verbesserung der Interaktionen im klinischen Team

Ein immer wieder von Klinikmitarbeitern geschilderter Auslöser von Reibungen, Mißverständnissen und Streitigkeiten in den Pflegeteams und zwischen den verschiedenen Berufsgruppen ist eine mangelhaft entwickelte Kommunikationsstruktur.

In medizinischen Bereichen ist häufig eine unklare Kommunikation zu beobachten. Erwartungen werden nicht formuliert, müssen erspürt oder erraten werden. Mißverständnisse sind in solchen Fällen vorprogrammiert. Die Betreffenden bemühen sich, ohne wirklich zu wissen, was der andere will, um dann zu erleben, daß das Ergebnis der Bemühungen nicht anerkannt oder gar entwertet wird.

Das Pflegepersonal beklagte häufig die „Schwammigkeit der Kompetenzgrenzen" zwischen dem Pflegepersonal und den Ärzten. Sie bemängelten, daß über diese Reibungsfläche kaum gesprochen werde. In klinischen Ambulanzen hörte ich auch immer wieder Klagen des Pflegepersonals, daß sie sich zum „Handlanger, Fußvolk oder zum Arbeitstier" degradiert und fachlich unterfordert fühlten. Auch Unterforderung kann als Streßfaktor wirken. In solchen Fällen ist eine Auseinandersetzung mit dem eigenen Berufsbild und dem damit verbundenen Selbstwertgefühl im Kollegenkreis hilfreich.

In anderen Fällen beklagte beispielsweise das OP-Pflegepersonal, daß die Ärzte nur das „Operationsfeld sehen würden“ und nicht die Arbeit, die das OP-Pflegeteam zu leisten hat, damit eine Operation überhaupt stattfinden kann. Als Folge davon würden die OP-Zeiten von den Ärzten nicht realitätsgerecht geplant, was den ohnehin großen Streß im OP weiter erhöhte und zu zahllosen Überstunden führte. Die ging wiederum zu Lasten von Familie und Freizeit.

Einige Mitglieder des Pflegepersonals wehrten sich auch gegen den Begriff „therapeutisches Team“, weil sie sich damit nicht identifizieren konnten. Kernproblem war, daß die Ärzte grundsätzlich „weisungsbefugt“ sind und das Pflegepersonal kein wirkliches Mitspracherecht hat.

Streitigkeiten um Kompetenzgrenzen und Machtkämpfe innerhalb des therapeutischen Teams entziehen allen Beteiligten unglaublich viel Energie. Die Erstellung von Tätigkeitsprofilen mit Hilfe eines Supervisors und der gemeinsame Austausch darüber können hier Abhilfe schaffen. Aufgabe einer teamzentrierten Supervision ist deshalb, die Kommunikationsstrukturen und die Streitkultur zu verbessern sowie die Entwicklung von Tätigkeitsprofilen zu unterstützen.

Das Pflegepersonal beklagte häufig, nicht an Entscheidungsprozessen beteiligt zu werden, vor allem im therapeutischen Bereich. Die geringe Mitsprachemöglichkeit bei Therapieentscheidungen wurde von vielen Pflegekräften als sehr belastend empfunden.

Ein besonderes Spannungsfeld stellt die palliative Therapie bei Patienten dar. Die Menschen, die den engsten Kontakt mit schwerkranken Patienten haben, sind neben den Angehörigen immer noch die Krankenschwestern und Pfleger. Sie erleben die Patienten beispielsweise im Verlauf einer palliativen Chemo- und/oder Strahlentherapie und leiden mit, wenn sie durch Beobachtungen und durch Gespräche mit den Patienten und Angehörigen den Eindruck gewinnen, daß die Therapie beziehungsweise der Krankenhausaufenthalt die Lebensqualität von Patienten nachhaltig reduziert. Eine Krankenschwester sagte in diesem Zusammenhang: „Wir haben keinen Einfluß auf die Therapieentscheidungen, müssen aber die Konsequenzen mittragen und manchmal auch ertragen.“

Es sind auch ethische Konflikte zwischen den verschiedenen Berufsgruppen zu beobachten. Das betrifft vor allem den Einsatz experimenteller Therapien und eingreifender therapeutischer Maßnahmen bei schwerkranken Menschen. Das Pflegepersonal hat aufgrund der engen Begleitung der Patienten eher Zweifel am Sinn einer Maximaltherapie bei terminal Kranken. Im Extremfall steht dann der Vorwurf des Pflegepersonals im Raum, Menschen würden als „Versuchskaninchen" mißbraucht werden, während die Ärzte in der experimentellen Therapie die Chance auf einen therapeutischen Durchbruch für die nachfolgenden Patienten sehen. Das gleiche gilt auch für die Diagnostik bei Patienten mit infauster Prognose, die von den Pflegekräften zum Teil als „Quälerei", von den Ärzten eher als notwendige Dokumentation für weitere Therapieentwicklungen gesehen wird.

Eine starke Betroffenheit und Überforderung wurde bei Pflegekräften deutlich, die hirntote Patienten, deren Organe für Transplantationen entnommen werden sollten, pflegten und versorgten. Einige empfanden die Betreuung dieser „Toten", „die Pflege von Leichen" unerträglich. Begriffe wie „Ersatzteilchirurgie" (Explantation) und „Tote als Materiallager" zeugten von dem Gefühl, sich emotional distanzieren zu müssen, um die Situation aushalten zu können. Viele Pflegekräfte berichteten mir von Alpträumen nach der Assistenz bei Multiorganentnahmen und erlebten diese Arbeit als „Strafe".

Die Belastung wog um so schwerer, als sie von den meisten Ärzten nicht anerkannt wurde. Zum Teil wurden die Patienten mit Bemerkungen wie „... mit denen haben Sie keinen Ärger!" auf die Station gebracht. Einige Ärzte nahmen die Patienten aus Sicht des Pflegepersonals erst wieder zur Kenntnis, als es darum ging, Organe zu entnehmen.

Ethische Probleme, die sich beispielsweise um die Definition des Hirntods bei Menschen und die Würde Verstorbener ranken, sollten in solchen Teams nicht tabuisiert, sondern unbedingt diskutiert werden. Wenn nicht ein Minimum an Werte- und Handlungskonsens besteht, ist eine konstruktive Zusammenarbeit kaum möglich.

Die Auseinandersetzung mit Werten und Normen ist grundsätzlich wichtig für eine gemeinsame Basis der Verständigung im Team. Ein Beispiel:

Eine erfahrene Schwester wechselte von einer intensivmedizinischen Station auf eine onkologische Station, weil sie sich mehr mit den Patienten beschäftigen wollte. Bereits nach einer kurzen Einarbeitungszeit kam es zu Zusammenstößen zwischen ihr und der Stationsschwester, die ihr vorwarf, nicht effektiv genug zu arbeiten und sich auf Kosten ihrer Kollegen zu drücken, indem sie sich immer sehr lange in den Patientenzimmern aufhalte.

Die Supervision im Team machte deutlich, daß in diesem Fall verschiedene Wertigkeiten kollidierten. Dem allgemeinen Konsens, daß das Gespräch mit schwerkranken Patienten wichtig ist, stand die Auffassung der Leitung gegenüber, daß ausführlichere Gespräche mit Patienten nur dann geführt werden sollten, wenn die „Arbeit" getan sei.

Als diese Positionen erkannt waren, ging es darum, im Team einen Boden zu bereiten, auf dem das zehnminütige Gespräch am Bett eines Patienten als Teil pflegerischer Arbeit anerkannt werden konnte. Die Weitergabe von Informationen über den Patienten bei der Dienstübergabe kann helfen, den Patienten zu verstehen und sowohl der Verbesserung der Patientenbetreuung als auch der eigenen Arbeitszufriedenheit dienen.

In der Zusammenarbeit von Ärzten und Pflegekräften stehen sich oft verschiedene Welten gegenüber. Dieses ist, wie gesagt, unter anderem auf die Ausbildung und die Sozialisation im Beruf zurückzuführen. Während der Supervision in einer Abteilung für Schmerztherapie war beispielsweise immer wieder zu beobachten, daß die Ärzte einen stärker somatischen Ansatz verfolgten als das Pflegepersonal. Das Pflegepersonal erspürte und erlebte durch die größere Nähe zu den stationären Patienten und deren Angehörigen eher die psychosomatischen Dimensionen der Schmerzproblematik.

Ein Beispiel: Eine 50jährige Frau litt unter phasenweisen heftigen Kopfschmerzattacken. Sie hatte viele verschiedene Ärzte aufgesucht, alles an Diagnostik mitgemacht und war schließlich wegen Migräne behandelt worden. Sie wurde stationär in einer Abteilung für Schmerztherapie aufgenommen, weil die Medikamente unzureichend wirkten. Nach außen hin versuchte die Patientin ein Bild von Normalität zu zeichnen. Das Pflegepersonal hatte allerdings mehr und mehr den Eindruck, daß mit der Frau etwas nicht stimmen würde. Das Verhältnis zwischen ihr und der Tochter war bei den Besuchen sehr angespannt. Die Tochter selbst war zu der Zeit in stationärer Behandlung in der psychosomatischen Abteilung desselben Hauses, weil sie seit vielen Monaten unter einem schmerzhaften Kribbeln in den Fingern litt und keine medizinische Ursache festgestellt werden konnte. Der Vater des Kindes und Ehemann der Patientin besuchte weder Frau noch Tochter.

Schließlich meldete sich dieser telefonisch aus dem Gefängnis und versuchte, über den Arzt der Tochter eine Freigangserklärung zu erwirken. Bei einem Rückruf in der Anstalt stellte sich heraus, daß er dem Gefängnispfarrer erzählt hatte, daß seine Frau an Krebs erkrankt sei und er sie deshalb unbedingt besuchen müsse. Als die Patientin über den Besuchswunsch des Mannes unterrichtet wurde, erklärte sie, ihr Mann sei wegen eines „Verkehrsdelikts" im Gefängnis; Angst stand ihr dabei im Gesicht geschrieben. Kurze Zeit später erlitt sie eine heftige Schmerzattacke. Das Pflegepersonal drängte daraufhin die Ärzte, einen Psychologen hinzuzuziehen.

In vielen psychologischen Gesprächen kam eine schmerzhafte Geschichte zutage: Hinter einer nach außen gepflegten Fassade herrschte massive körperliche Gewalt, Erniedrigung und Mißbrauch. Der Ehemann saß im Gefängnis, weil er eine Freundin seiner Frau vergewaltigt hatte. Die Kopfschmerzen der Patientin hatten zu einer Zeit begonnen, als sie Anzeichen dafür wahrnahm, daß der Ehemann ihr gemeinsames Kind mißbrauchte. Sie hatte diese Anzeichen verleugnet, so daß sie erst in der Therapie wieder zutage traten. Die Schuld- und Schamgefühle erlebte die Patientin so schmerzhaft, daß sie hätte schreien können, aber die Schmerzattacken nahmen schon während dieser Zeit an Häufigkeit und Intensität ab.

Im Grunde können sich Ärzte und Pflegekräfte in den meisten Fällen optimal ergänzen und auch gemeinsame Therapieziele für den Patienten formulieren. Das Pflegepersonal kann als „Membran" zwischen Patienten, Angehörigen und Ärzten wirken, da sie die verschiedenen Perspektiven miterleben. Sie können „durchlässig" sein und vermittelnd wirken. Grundlage dafür ist neben der Gesprächsbereitschaft die gegenseitige Anerkennung in einer guten Arbeitsatmosphäre.

Lob in klinischen Arbeitsbereichen wurde sowohl vom Pflegepersonal als auch von den Ärzten als ständige Mangelware in der klinischen Zusammenarbeit erlebt oder mit neuen Anforderungen verknüpft, nach dem Motto: „Sie könnten noch besser sein!". Eine Krankenschwester sagte in diesem Zusammenhang einmal: „Ich komme mir vor wie ein Familienauto, das von allen genutzt, aber von niemandem gewartet oder gepflegt wird."

Was hindert uns eigentlich, unsere Kollegen im Alltag hin und wieder zu loben? Wir wissen doch alle wie gut es tut, wenn jemand zu uns sagt: „Mensch, das hat toll geklappt!" oder „Gut, daß sie daran gedacht haben. Das war eine Superidee!"

Weitere Aspekte, die die Beziehung zwischen Pflegekräften und Ärzten immer wieder belasten, drehen sich um die Aufklärung von

Patienten. Die Aufklärung ist ein Prozeß. Patienten erfahren im Aufklärungsgespräch nicht nur ihre Diagnose, sondern eine Fülle von Informationen, die sie angesichts der erlebten Angst gar nicht verarbeiten können. Angstbesetzte Informationen werden verdrängt und kommen erst an die Oberfläche, wenn die Abwehrmechanismen nachlassen. Patienten bringen Pflegekräfte dann ungewollt in schwierige Situationen, indem sie viele Fragen stellen, die das Pflegepersonal nicht beantworten kann oder darf, beispielsweise: „Bringt die Therapie denn was?“ oder „Wie lange werde ich denn noch leben?“ Auch die Fragen von Angehörigen landeten öfter beim Pflegepersonal als bei den Ärzten. Wenn das Pflegepersonal nicht weiß, was den Patienten und Angehörigen bisher gesagt wurde, wird die Kommunikation zu einem Drahtseilakt. Pflegekräfte beschrieben diese Situationen als „Tanz um den heißen Brei“ oder „Eiertanz“ und wünschten sich eine bessere Information und Abstimmung über den Stand der Aufklärung.

Neben dem mangelndem Informationsfluß zwischen den verschiedenen Berufsgruppen ist auch eine fehlende Streitkultur zu beobachten: Probleme werden gebunkert und Kritik wird häufig mit persönlicher Kränkung gleichgesetzt.

Offen ausgetragene Konflikte können sehr anstrengend sein und natürlich auch kränken, aber die Konfliktpartner sprechen ihre Probleme aus und können in etwa einschätzen, woran sie sind.

Bei den sogenannten latenten (verborgenen) Konflikten, die im Berufsalltag wohl häufiger vorkommen, ist das Problem zwar ständig im Raum, wird aber nicht angesprochen. Probleme werden entweder ausgesessen oder die Beteiligten versuchen, auf Schleichwegen zum Ziel zu kommen, indem sie beispielsweise Bündnisse mit hierarchisch Höhergestellten in der Abteilung eingehen. Manchmal werden persönliche Probleme auch auf andere Ebenen verschoben, zum Beispiel auf die Ebene der Dienstplangestaltung. Das eigentliche Problem schwelt weiter vor sich hin, wird nicht benannt und kann deshalb auch nicht gelöst werden. Selbst die besten Strategien zur Verbesserung der Zusammenarbeit sind sinnlos, wenn das Team auf dem Hintergrund von persönlichen unaufgearbeiteten Konflikten zu einem mißtrauischen Block gefroren ist.

Supervision kann mehr Transparenz in klinische Entscheidungsabläufe bringen. Sie kann langfristig Kommunikationsstrukturen und -stile einführen, in denen der Austausch eigener Einstellungen und konstruktiver Kritik möglich ist. Das Aufzeigen von Problemlösungsstrukturen in der Supervision ist wichtig, weil ein sensibilisiertes Problembewußtsein ohne solche Hilfe destruktiv (zerstörend) wirken kann: Resignation oder eine „innere Kündigung" können dann die Folge sein und gewünschte Veränderungen verhindern.

Eine Supervision kann vielfältig wirken: aufmerksames Zuhören, das Kennenlernen der Sichtweisen anderer und deren Problemlösungsversuche können zu aktiven Bewältigungsstrategien und mehr Arbeitszufriedenheit im Team führen. Im günstigen Fall erhöht sie die Bindung der einzelnen Teammitglieder an ihre Station und läßt ein „Wir-Gefühl" entstehen, bei dem alle an einem Strang ziehen und keiner bremst, weil er oder sie beispielsweise Angst vor Veränderungen hat.

Die Energie für die Arbeit an der Problemlösung muß stets im Team bleiben und darf keinesfalls von einem kompetenten und kreativen Supervisor übernommen werden.

4.3 Vermittlung psychologischen und medizinpsychologischen Wissens zur Verbesserung der Patientenversorgung

Ziel einer patientenzentrierten Supervision ist die Sensibilisierung des Klinikpersonals für die Erlebniswelt der Patienten, beispielsweise durch Fallbesprechungen. Wichtige Themen sind die Aufklärung von Patienten, Verdrängungsmechanismen und Therapieerleben von Patienten, Angstbewältigung, Hoffnung und vieles mehr (Schlömer-Doll und Doll 1996).

Wenn man als Supervisor die Erlebniswelt von Patienten transparent machen kann, weil man selbst Patienten betreut, kommt es zu entlastenden Erkenntnissen, beispielsweise, daß eine als hilfreich empfundene psychische Betreuung nicht zwingend an viel Zeit gebunden ist. Während das Pflegepersonal kurze Gespräche und kleine Gesten für Patienten oft nur als einen „Tropfen auf den heißen Stein" erlebt, der möglicherweise noch Schuldgefühle schürt, erleben die Patienten diese zeitlich kurze Anteilnahme als sehr wohltuend.

Zu einem Fortbildungsseminar für Pflegekräfte mit dem Thema „Leben mit dem Abschied" (Schlömer-Doll und Frost 1995b) luden wir die Mutter einer verstorbenen jungen Frau ein. Die junge Frau war an einer Histiozytose erkrankt und hatte mehrere Zyklen Chemotherapie erhalten, die eine kurze Phase der Remission bewirkten. Die Erkrankung brach jedoch wieder aus und erneute Chemotherapien brachten keinen Erfolg. Der große Behandlungswille des Mädchens führte dann dazu, daß sie mit ihrer Familie nach Seattle flog, um dort eine Knochenmarkstransplantation vornehmen zu lassen. Sie starb dort während der Behandlungsvorbereitungen.

Die Mutter bilanzierte auf unseren Wunsch, welches Verhalten von Pflegekräften und Ärzten sie als hilfreich empfunden hatte. Zu den Dingen, die sie im Nachhinein als stützend empfand, gehörten eher kleine Zeichen von Fürsorge und Zuwendung, beispielsweise das Angebot einer Krankenschwester, der Tochter einen Kamillentee in der Nacht zu kochen oder ein wohltuendes Sitzbad anzubieten. In einer anderen Situation traf die Mutter eine Krankenschwester weinend auf dem Flur, weil ihr die Erkrankung der jungen Patientin so nahe ging. Die Mutter war sehr beeindruckt von diesem Mitgefühl. In guter Erinnerung hatte sie auch ein Stück Normalität, das hergestellt wurde, als ihre Tochter gemeinsam mit einer Krankenschwester, die gerade ein Studium begonnen hat, Mathematikaufgaben löste.

4.4 Förderung der eigenen Gesundheit

Bei dem Thema Gesundheitsförderung geht es zum einen um die Auseinandersetzung mit eigener Belastung und Belastbarkeit im beruflichen Alltag und um die Suche nach persönlichen Kraftquellen, wo man auftanken kann. Zum anderen geht es aber auch um die Wahrnehmung und Sensibilisierung für gesundheitliche Risiken am Arbeitsplatz.

In Fortbildungsseminaren machten wir sehr schöne Erfahrungen mit dem Angebot einer Entspannungs- und Imaginationsübung mit dem Titel „Ort der Ruhe und Kraft". Die Teilnehmer fanden ihre Orte der Ruhe und der Kraft in ihrer Erinnerung oder in ihrer Phantasie und tauschten sich im Anschluß daran mit den Kollegen darüber aus. Wichtige Erfahrungen, Anregungen und Tips wurden untereinander weitergegeben.

Viele Pflegekräfte erleben in belastenden Situationen das Unvermögen, nach der Arbeit „abschalten" zu können. Oft ist es hilfreich, mit jemandem darüber zu sprechen, aber über manche Gegebenheiten will oder darf man nicht im Familien- und Freundeskreis sprechen (beispielsweise von den Erlebnissen am Op-Tisch während einer zwölfstündigen Lebertransplantation).

Viele Pflegekräfte fühlten sich durch ein hohes Arbeitstempo im klinischen Alltag atemlos, ausgelaugt und innerlich zerrissen. Sie berichteten, daß auch der Urlaub nicht ausreiche, um sich zu regenerieren. Sie wollten zumindest lernen, das eigene „innere Tempo" zu drosseln und sich nicht mehr so häufig aufzuregen.

Die Vermittlung von Entspannungsübungen kann in solchen Fällen sehr hilfreich sein. Vor allem Entspannungsangebote nach getaner Arbeit können sehr entlastend wirken.

Nähe und Distanz ist ein sehr wichtiges Thema für Menschen, die andere Menschen betreuen oder behandeln. Die Pflegekräfte müssen in ihrer Beziehung zu dem Patienten immer wieder ein Gleichgewicht zwischen „Geben und Nehmen", „Nähe und Abgrenzen" finden.

Menschen, die selbst keine klaren Grenzen haben, verlieren das Gespür für das, was in ihrem Leben wirklich wichtig ist. Viele Menschen sind fast ihr ganzes Leben lang darin gefangen, anderen gefällig zu sein. Einige geben sich den Anschein, als wollten sie jede Bitte erfüllen, tun es aber in Wirklichkeit nicht. Wiederum andere sind in der Lage, ganz klar „nein" zu sagen.

Distanz zu wahren und Nähe aushalten zu können, jeweils in der richtigen Dosierung, ist für Begleiter von Schwerkranken ein wichtiges Kriterium, um sich in belastenden Situationen schützen zu können – der eigenen Gesundheit zuliebe.

4.5 Informationsvermittlung und Netzwerkförderung

Supervisoren sollten auch Informationen für das Klinikpersonal bereithalten, beispielsweise darüber, welche Institutionen welche Unterstützung für Patienten, Angehörige und Klinikpersonal anbieten.

Das können beispielsweise sein:

- Beratungs- und Unterstützungsangebote für Patienten und Angehörige
- Adressen von Selbsthilfegruppen
- Fortbildungsangebote für Klinikpersonal (Rückenschule, Techniken zur Lagerung von Patienten etc.)
- Seminare zur Streßbewältigung und zum Zeitmanagement auf der Station.

5. Supervision – Was braucht sie?

Zuallererst braucht Supervision eine *Motivationserforschung/Auftragsformulierung:* Diejenigen, die Supervision suchen, sollten sich die Frage stellen, welche Art der Supervision für ihre Situtation und ihre Bedürfnisse angemessen und hilfreich ist. Sie müssen sich entscheiden, ob sie eine eher patientenzentrierte oder eine eher teamzentrierte Supervision wollen. Dies kann auch gemeinsam mit dem Supervisor erarbeitet werden.

Supervision braucht *kompetente, praxiserfahrene, externe Supervisoren.* Extern bedeutet, daß der Supervisor nicht in der Institution der Supervision Suchenden angestellt ist und somit eine möglichst unabhängige Position einnimmt.

Supervision braucht *Vertrauen.* Es muß gewährleistet sein, daß das, was im Team besprochen wird, nicht nach draußen getragen wird.

Immer wieder läßt sich feststellen, daß Mitglieder eines Teams in unterschiedlichem Ausmaß Supervision wünschen beziehungsweise fürchten (Reimer und Arentewicz 1993). Supervision wird vom Klinikpersonal häufig verbal eingefordert, bei entsprechendem Angebot jedoch nicht angenommen oder es versandet schnell (Muthny 1991, Schlömer 1994). Als Gründe werden dann häufig Zeitprobleme genannt. Dahinter verbergen sich allerdings oft Ängste und Sorgen: Angst, sich in einem konfliktreichen Team verwundbar zu machen, und Sorge, daß eigene Unsicherheiten im Umgang mit Patienten von Teamkollegen als Inkompetenz gewertet werden könnten. Manchmal wird auch befürchtet, daß ein möglicher Supervisor die Macht- und Abhängigkeitsstrukturen eines Teams durchschauen und verändern könnte, und hin und wieder versucht ein Team mit der Forderung nach Supervision eine unliebsame Stationsleitung zu neutralisieren (Reimer und Arentewicz 1993).

Freiwilligkeit: Supervision dient dazu, die Qualität der Krankenversorgung zu verbessern; dazu sollten sich alle Mitarbeiter psychosozialer Berufe verpflichtet fühlen. Allerdings darf niemand zur Teilnahme an einer Supervision gezwungen werden.

Ein häufiger Streitpunkt liegt darin, wer den Supervisor auswählen soll: das Team, die Pflegedienstleitung oder die ärztlichen Verantwortlichen. Eine mögliche Lösung ist, daß das Team sich informiert, welche geeigneten Supervisoren zur Verfügung stehen, und mit diesen Personen Vorstellungsgespräche vereinbart, um dann zu einer Entscheidung zu kommen. Danach sollte sich der Supervisor dem ärztlichen Direktor beziehungsweise dem Abteilungsleiter und der Pflegedienstleitung vorstellen, um bekannt zu sein.

Regelmäßigkeit: Supervision sollte vierzehntägig mit einer Dauer von 90 Minuten stattfinden.

Balance: Supervision ist kein Selbsterfahrungsseminar, kann aber dennoch hilfreiche Einsichten in persönliche Beziehungsgestaltung geben – kein Outing!

Raum: Die Stunde nach der Dienstübergabe hat sich als günstig erwiesen; förderlich ist ein Raum außerhalb des direkten Arbeitsbereichs.

Wertschätzung durch den Arbeitgeber: Supervision ist Arbeitszeit!

6. Zusammenfassung

Bei einer Supervision handelt es sich um die freiwillige Zusammenkunft von Menschen, die ihre Arbeit mit Patienten unter fachlicher Anleitung reflektieren wollen.

Es geht nicht um Kontrolle, sondern um die Chance der persönlichen Entlastung, der beruflichen Weiterentwicklung und der Solidaritätserfahrung.

Supervision dient der Verbesserung der Patientenversorgung und der Verbesserung des Arbeitsklimas. Sie dient der Gesunderhaltung in einer anstrengenden Arbeitsumgebung und ist deshalb auch ökonomisch sinnvoll.

Supervision kann langfristig als Weiterbildungskonzept dienen, das sich an den Ressourcen und Kompetenzen des Klinikpersonals orientiert. Es hat sich als sinnvoll erwiesen, diese kontinuierliche Fortbildung durch themenzentrierte Fortbildungsveranstaltungen zu ergänzen. Die Angebote sollten sich an den Bedürfnissen der Mitarbeiter in der Supervisionsgruppe orientieren.

Literatur

Bartholomeyczik S (1987) Arbeitsbedingungen und Gesundheitsstörungen bei Krankenschwestern. Dtsch Krankenpflege Z (1) : 2–9

Burisch M (1989) Das Burnout-Syndrom. Springer, Berlin Heidelberg New York Tokyo

Donath H (1991) Die Arbeitssituation von Medizinisch-technischen AssistentInnen in der Strahlentherapie. Diplomarbeit, Universität Hamburg

Drodowski G (Hrsg) (1982) Das Duden-Fremdwörterbuch. Bibliographisches Institut, Mannheim

Herschbach P (1991) Psychische Belastung von Ärzten und Krankenpflegekräften. In: Koch U (Hrsg) Psychologie in der Medizin. Edition medizin, Weinheim

Koch U, Schmeling Ch (1982) Betreuung von Schwer- und Todkranken. Urban und Schwarzenberg, München Wien Baltimore

Muthny FA, Beutel M (1990) Psychosoziale Belastung von medizinischem Personal und Personalfortbildung/Supervision. In: Broda M, Muthny FA (Hrsg) Umgang mit chronisch Kranken. Thieme, Stuttgart New York

Muthny FA, Beutel M (1991) Psychosoziale Fortbildung und Supervision für Pflegepersonal in der Onkologie – Ziele, Konzeptionen, Arbeitsformen. Vortrag, II. Psychosozialer Krebskongreß, Heidelberg

Reimer C, Arentewicz G (1993) Kurzpsychotherapie nach Suizidversuch. Springer, Berlin Heidelberg New York Tokyo

Schlömer U (1994) Psychologische Unterstützung in der Strahlentherapie. Springer, Wien New York

Schlömer-Doll U, Leuschner C, Donath H, Hodenberg F v, Porchet-Munro S, Tiegs B, Frost M, Verres R, Rittner S (1995a) Betreuung krebskranker Menschen – Ein Fortbildungsseminar zur Kompetenz- und Gesundheitsförderung für Pflegepersonal und Medizinsch-technische AssistentInnen. Pflegezeitschrift, Fachzeitschrift für stationäre und ambulante Pflege 48 (8): 1–12

Schlömer-Doll U, Frost M (1995b) Leben mit dem Abschied – Ein Fortbildungsseminar zur Kompetenz- und Gesundheitsförderung für Pflegepersonal und Medizinisch-technische AssistentInnen. In: Österreichische Gesellschaft für Psychoonkologie (Hrsg) Jahrbuch der Psychoonkologie 1995. Springer, Wien New York, S 1–50

Schlömer-Doll U, Doll D (1996) Zeit der Hoffnung – Zeit der Angst. Psychologische Begleitung von Krebspatienten. Springer, Wien New York

Vorträge der Jahrestagung 1995

Was braucht der Mensch zum Gesundbleiben, zum Gesundwerden? Die Bedeutung menschlicher Grundbedürfnisse für Stabilisierung/Destabilisierung und ihre Umsetzung in der therapeutischen Kommunikation

O. Frischenschlager

Systemische Sichtweise der Lebensvorgänge

Einführung

In den letzten Jahrzehnten haben die Wissenschaften, mit deren Hilfe wir versuchen, den menschlichen Organismus, vor allem in seiner Lebendigkeit zu verstehen, weitreichende Wandlungen durchgemacht. Dabei war es vor allem die systemische Sichtweise (Bateson 1972, v. Foerster 1985, Maturana 1987, Varela 1988, Watzlawick et al. 1969, 1974, Selvini-Palazoli 1981 u.a.), die in der Biologie, in der Psychologie, zum Teil auch in der Medizin die theoretische Grundlage zum Verständnis und zur Erforschung von Lebensprozessen bereitstellt.

Hat man bis dahin gehofft, die Erfolge der klassischen Naturwissenschaften Physik und Chemie auf die Human- und Sozialwissenschaften zu übertragen, indem man ihre Wissenschaftstheorie mitübernahm, so mußte man trotz imposanter Fortschritte in manchen Bereichen der Medizin erkennen, daß spezifisch menschliche Dimensionen von dieser, an den klassischen Naturwissenschaften orientierten Medizin nicht erfaßt werden können.

Worin bestehen nun die Unterschiede konkret? Der Hauptunterschied ist, daß Physik und Chemie mit der nichtlebenden Materie befaßt sind und so das Spezifische eines lebenden Organismus nicht erfassen können.

Beispiel: Denken wir an eine beliebige physiologische Reaktion. Daß z. B. ein peripherer Reiz an einem Nozizeptor über eine Nervenbahn zentral ein Schmerzerleben auslöst, ist unschwer zu verstehen. Welche neurophysiologischen und biochemischen Prozesse im einzelnen ablaufen, ließ sich erforschen. Es sind komplexe chemische

Reaktionen, deren Entschlüsselung uns Respekt abfordert. Gleichzeitig muß angemerkt werden, daß es diese hochspezifische neurobiologische Forschung erst spät und bislang nur ungenügend geschafft hat, zu verstehen, wie es dazu kommen kann, daß zwar an der Peripherie ein Schmerzreiz gesetzt wird, jedoch nicht als Schmerz erlebt wird oder umgekehrt, daß ein Schmerz ohne peripheren Reiz erlebt wird. Hier stößt die Naturwissenschaft an Grenzen, die ihr durch ihr Selbstverständnis gesteckt sind. Um bei diesem Problem voranzukommen, brauchen wir eine Wissenschaft, die von vorneherein die lebende Person, das heißt die Erfahrungen verarbeitende, die lernende, die sich orientierende, die kommunizierende, die regulierende, die bewältigende etc. mitdenkt.

Die Eigenschaften, die einen lebenden Organismus ausmachen, sind vor allem, daß er in einem Austausch mit der Umwelt, mit anderen Organismen steht. Der einzelne Organismus muß dementsprechend auch von der Wissenschaft immer auch in seinen komplexen Beziehungen zu seiner Umgebung gesehen werden. Da es vor allem Wechselbeziehungen sind, von denen hier gesprochen wird, wird sich unser wissenschaftliches Denken auch eher an zirkularen Prozessen orientieren als an kausalen Vorgängen.

Bedenken wir, welche Folgen dieses neue Denken, wenn wir es ernst nehmen, nach sich zieht. Hat das Kausalitätsdenken zu „kausalen" Eingriffen geradezu verführt (man denke an die „kausale Therapie", mit der man meint, die Behandlung direkt an der Ursache einer Erkrankung anzusetzen), so vermittelt das Denken in zirkulären Zusammenhängen ungleich mehr Respekt vor dem komplexen Gleichgewicht. Man wird sich der schwer kalkulierbaren Folgen eines Eingriffes viel mehr bewußt und ist daher äußerst vorsichtig.

An dieser Stelle mag vielleicht manche(r) Hörer(in) einwenden, daß die hervorragenden Leistungen unserer Medizin doch eigentlich diese Bedenken gegenüber kausalen Eingriffen widerlegen und die Unterschiede zwischen klassisch naturwissenschaftlichem Denken und der systemischen Theorie wohl nur akademischer Natur sein können. Dem möchte ich die Überlegung entgegenstellen, ob die vermeintlich kausalen Eingriffe in tatsächlich zirkuläre Zusammenhänge nicht vielleicht eher trotzdem als deswegen erfolgreich verlaufen. Trotzdem deshalb, weil – und jetzt muß eine weitere Eigenschaft lebender Systeme genannt werden –, weil sie in aller Regel über ein hohes Ausmaß an Flexibilität und Anpassungsfähigkeit verfügen. Organismen können nur durch die ihnen gegebene hohe Flexibilität den verschiedensten Umweltbedingungen, denen sie ausgesetzt sind, begegnen. Denken wir im Vergleich an die von uns Menschen hergestellten Systeme: Das Verkehrssystem einer Großstadt bricht regelmäßig bei einigen Millimetern Neuschnee zusammen bzw. sehr schnell, wenn die Aufnahmekapazität der Straßen auch nur geringfügig überschritten wird.

Lebende Systeme hingegen verfügen über hohe Anpassungsfähigkeit; auf den Menschen bezogen sprechen wir von der Fähigkeit zur Bewältigung von Belastungssituationen sowie von der Fähigkeit zur Integration von Erfahrungen, d.h. zum Lernen.

Kommunikation

Im allgemeinen versteht man unter Kommunikation den Austausch von Informationen. Bei dieser Formulierung läuft allerdings der wesentlichste Aspekt Gefahr, verloren zu gehen, nämlich die Tatsache, daß bei jedem kommunikativen Akt eine Veränderung des Senders oder Empfängers erfolgt. Kommunikation bedeutet also immer auch eine wechselseitige Veränderung. Damit sind aber wieder einmal unsere alten Wissenschaftskonzepte in Frage zu stellen, wonach man eine Situation, ein Geschehen objektiv beobachten, messen, beschreiben etc. kann. Als Forscher, als Therapeuten sind wir selbst immer auch Teil des Geschehens, das wir beobachten, beschreiben, messen, behandeln etc. Objektivität wird somit zur Illusion.

Regulation

Die wechselseitige Veränderung findet auf allen Ebenen statt, physisch, psychisch, sozial, bewußt oder unbewußt. Watzlawick hat gesagt, wir können nicht kommunizieren, m.a.W., wir sind ununterbrochen kommunikativen Einflüssen ausgesetzt und sind daher ununterbrochen genötigt, diesen Einflüssen regulierend zu begegnen. Diese regulatorische Aktivität hat zweierlei zum Ziel. Zum einen geht es um die Erhaltung unseres inneren Gleichgewichts, zum anderen um die Einflußnahme auf die Umweltbedingungen, denen wir ausgesetzt sind. Beebe et al. (1992) weisen daher zu Recht darauf hin, daß wir immer beides, die Selbst- und die wechselseitige Regulation zu beachten haben, wenn wir kommunikative Prozesse untersuchen. Darüber hinaus sind dies jedoch die existentiellen Aktivitäten schlechthin. Im Grunde besteht in der Selbstregulation sowie in der regulatorischen Einflußnahme auf unsere Lebensbedingungen unsere Hauptaktivität. Und damit kommen wir zu den Konzepten von Gesundheit und Krankheit.

Gesundheit und Krankheit

Da wir nun die Spezifität von Lebensprozessen in den regulatorischen Aktivitäten erkannt haben, folgt, daß Gesundheit und Krankheit eines Organismus nicht distinkte Zustände sein können, wie das ältere Konzeptionen annehmen, sondern vielmehr nur als Pole eines Kontinuums verstanden werden können. Wir sehen den Menschen dann als einen stets in Interaktion, Anpassung, Vorausplanung befindlichen psychophysischen Organismus, der über mehr oder weniger effektive und flexible Mechanismen der Regulation verfügt.

Aus der Betonung selbstregulatorischer Funktionen soll natürlich nicht abgeleitet werden, daß Gesundheit ausschließlich selbstgemacht, folglich Krankheit, sogar selbstverschuldet sei. Denn so wie Gesundheit nicht etwa hergestellt werden kann, so kann sie nicht ausschließlich vom Individuum verantwortet werden. Die umfassende Studie McKeowns (1982) zeigt u. a., welche Bedeutung den äußeren Lebensbedingungen, also der Ernährung, der Hygiene, der Wasserqualität, den Wohnverhältnissen usw. zukommt.

Gesundheit kommt also in der Effizienz ständiger Regulierungsvorgänge unter Einbeziehung von Sozial- und Umweltaspekten zum Ausdruck. Die Vielfalt von Lebensbedingungen wie Klima, Ernährung sowie von kulturellen und sozialen Gegebenheiten, unter denen gesundes Leben möglich ist, nötigt uns Respekt vor der Anpassungskapazität des menschlichen Organismus ab, dem es möglich ist, unter so verschiedenen Bedingungen Gesundheit zu erhalten. Gesundheit läßt sich daher nicht an bestimmten Kriterien festmachen, wie es z. B. die WHO in einem allerersten Versuch 1946 tat, sie läßt sich aber auch nicht in Bereiche aufspalten. Sie ist immer total (wie auch Krankheit), d. h. die ganze Person betreffend. Schaefer (1992) kommt in seiner kulturvergleichenden Untersuchung daher zu dem Schluß: „Gesundheit ist erfülltes (vollzogenes, gelungenes) Leben". Dies schließt Ungleichgewichtszustände, Belastungen und Krisen mit ein. Wir müssen daher Canguilhem (1975) zustimmen, der sagte: „Gesundheit schließt die Fähigkeit mit ein, ab und zu ein bißchen krank zu sein". Damit ist erneut die Elastizität des Organismus angesprochen, der auf Überforderungen seiner regulatorischen Möglichkeiten in vielfacher Weise, und unter anderem auch mit körperlicher Krankheit reagiert.

Dem Begriff Krankheit würden wir letztlich Zustände zuordenen, die ein solches Maß an Ungleichgewicht erreicht haben, daß sie aus eigenen Ressourcen (also den Anpassungs- und Bewältigungsmechanismen) nicht mehr korrigiert werden können. Dazu gehören gleichermaßen psychisch wie physisch sich äußernde, akute wie chronische Krankheitszustände.

Diese Überlegungen haben auch Folgen für unser Verständnis von Therapie und Heilung: Wir müssen uns dessen bewußt sein, daß therapeutische Interventionen, welcher Art auch immer, einen Eingriff in die autoregulative Sphäre des Individuums darstellen und daher sorgfältiger Reflektion bedürfen. Heilung schließlich bedeutet aus dieser Sicht einen hohen Anspruch, der sich mit dem Verschwinden von Symptomen nicht begnügen kann, andererseits auch eine gewisse Bescheidenheit impliziert, indem wir uns bewußt sind, daß wir nur Hilfe zur Selbsthilfe, d.h. zu einer künftig wieder intakteren Autoregulation geben können.

Die psychische Entwicklung des Neugeborenen

Übersicht

In den letzten 20 Jahren hat sich unser Bild von der menschlichen Frühentwicklung dramatisch verändert. Ein Gutteil der psychoanalytischen Annahmen über die frühesten Lebensphasen muß aufgrund der Ergebnisse der empirischen Säuglingsforschung revidiert werden. Diese neuen Erkenntnisse sind z.T. einer nicht von Dogmen eingeschränkten Grundhaltung zu verdanken, ausgeklügelten Experimentalsituationen und sicherlich auch der erst in den beiden letzten Jahrzehnten zur Verfügung stehenden Videotechnik.

Das traditionelle psychoanalytische Bild vom Säugling, wonach dieser primär (=normal) bestimmte Entwicklungsphasen durchlaufe, die sekundär in einer pathologischen Entwicklung reaktualisiert würden, erwies sich als nicht haltbar (Übersicht in: Lichtenberg 1991, Stern 1992, Dornes 1993a).

Die Wahrnehmung

Die Annahme eines primären Narzißmus, eines primären Verschmelzungserlebens, der primär nur in Teilen wahrgenommenen Objekte, die in gute und böse aufgespalten erlebt werden, konnte nicht bestätigt werden. Vielmehr erscheint der Säugling als aktiv, differenziert, beziehungsfähig (Dornes 1993b). Die Wahrnehmungsfähigkeit des Säuglings ermöglicht ihm, Handlungsziele zu setzen, sich selbst als Urheber eigener Handlungen zu erleben, anhand des propriozeptiven Feedbacks zu unterscheiden, ob eine eigene oder die Handlung eines anderen zu einem bestimmten Ergebnis geführt hat. Der Säugling kann früh den Effekt einer Handlung wahrnehmen, je nachdem, ob er ihn bei sich selbst erlebt (immer) oder bei jemand anderem (manchmal). Die von der Psychoanalyse angenommene primäre Undifferenziertheit, symbiotische sowie Spaltungserlebnisse sind daher eher als sekundär zu erachten, als Ergebnis einer bereits überforderten Selbstregulation.

Überdies bestehen offenbar von Geburt an Verbindungen zwischen verschiedenen Wahrnehmungsmodi, was die Wahrnehmung von vorneherein zu einer multimodalen macht.

Die Affekte

Im Gegensatz zur psychoanalytischen Annahme nur zweier affektiver Tönungen wie Lust, Unlust sind Säuglinge imstande, eine Reihe von Basisaffekten zu erleben: Interesse, Überraschung, Ekel, Freude, Ärger, Traurigkeit, Furcht und Schuld. In allen Kulturen existieren dafür bestimmte, immer gleiche Gesichtsausdrücke.

Über diese kategorialen Affekte hinaus sind Säuglinge imstande sogenannte Vitalitätsaffekte, wie Intensität, zeitliche Struktur, Rhythmus, Melodie u. a. wahrzunehmen, die der Kommunikation zusätzliche Differenziertheit verleihen. Zum Beispiel ist der Säugling imstande, eine Unstimmigkeit zwischen verschiedenen Vitalitätsaffekten wahrzunehmen, wenn er z. B. von der Mutter mit weicher Stimme, freudigem Gesichtsausdruck, jedoch einer ruckartigen Bewegung aus dem Bettchen gehoben wird (zit. nach Dornes 1993b).

Das Gedächtnis

Es liegen Untersuchungen vor, die verblüffende Wahrnehmungsleistungen Neugeborener demonstrieren. Daß die Mutter am Geruch oder an der Stimme „erkannt" werden kann, ist beeindruckend. Man darf sich jedoch Gedächtnisspuren beim Säugling nicht im Sinne abrufbarer Vorstellungsinhalte vorstellen. Allerdings führt die häufige Wiederkehr bestimmter Interaktionssequenzen, die zumindest aus einer Wahrnehmung und einem Affekt zusammengesetzt sind, zu deren Wiedererkennen. Es stellen sich also mit der Zeit gewisse Erwartungshaltungen und über Affekte vermittelte Koppelungen von Wahrnehmungsinhalten ein. Diese basalen Gedächtnisfunktionen sind die Grundlage für Selbstregulation und wechselseitge Regulation sowie der Bindung zur primären Bezugsperson.

Die Beziehungsregulation

Die hier aufgezählten Fähigkeiten versetzen den Säugling in die Lage, aktiver Mitgestalter der Beziehung zur primären Bezugsperson zu sein. Er versucht aktiv ihre Aufmerksamkeit zu erlangen, kann sie zu einem Kontaktspiel animieren oder er kann durch Wegdrehen des Kopfes die momentane Beendigung des Kontaktes anzeigen. Wenn die Mutter einfühlsam und akzeptierend reagiert, fördert sie damit einerseits die Erwartbarkeit ihrer Reaktionen, andererseits aber das Gefühl, es aktiv herbeigeführt zu haben. Durch dieses Effektanzgefühl kommt es zu einem positiven Kern-Selbstgefühl, hingegen zu einem negativ getönten, wenn die Beziehungsgestaltungsaktivitäten des Kindes keine Resonanz finden. Vertrauen, Selbstvertrauen und Effektanz im positiven Fall stehen dem Mißtrauen, der Erwartung des Mißerfolgs und dem negtiven Selbstgefühl im Falle nicht gelingender kommunikativer Stimmigkeit gegenüber.

Das Bindungsverhalten

Schon 1960 hatte John Bowlby aufgrund von Beobachtungen behauptet, zwischen dem Säugling und der primären Bezugsperson entwickle sich sehr früh ein Bindungsmuster, das etwa ab dem 3. Lebensmonat erkennbar, ab dem 6. Monat bereits ziemlich ausgeprägt sei und in der Folge eine hohe Stabilität aufweise. Verlaufsuntersuchungen zeigten, daß das einmal etablierte Bindungsmuster ab dem 12. Monat bis ins Pubertätsalter weitgehend stabil bleibt. Das Bindungsmuster hängt wesentlich vom Beziehungsangebot der primären Bezugsperson an das Kind ab; es verwundert daher nicht, daß das von der Mutter an das Kind weitergegebene Bindungsmuster von diesem wieder weitergegeben wird. So konnte mit einer relativ hohen Treffsicherheit von 85% aus dem Bindungsmuster von Schwangeren zu ihren Müttern das Bindungsmuster der zukünftigen Kinder dieser Frauen vorhergesagt werden (Übersicht in Köhler 1992, Grossmann 1991, Spangler und Zimmermann 1995). Das Bindungsverhalten wird vor allem in angstmachenden Situationen ausgelöst, in diesem Fall wird das Erkundungsverhalten eingestellt. Interessanterweise konnten in den über vier Jahrzehnten seit Bowlbys ersten Publikationen immer wieder nur drei, in jüngerer Zeit ein viertes Bindungsmuster gefunden werden: die sichere Bindung, die ambivalente, die vermeidende und die desorientierte. Die Implikationen dieser Beziehungsmuster für die Persönlichkeitsentwicklung und damit auch für die Bewältigungsstile liegen auf der Hand. Nach diesen Voraussetzungen können wir uns nun der Frage zuwenden, welche Grundbedürfnisse wir nennen können, die im Sinne der Stabilisierung, also der Gesunderhaltung oder Gesundwerdung von Bedeutung sind.

Menschliche Grundbedürfnisse

Aktivität-Passivität, Effektanz

Alle zeitgenössischen Theorien gehen davon aus, daß die Aktivität eines der grundlegendsten Motive für Verhalten und Entwicklung ist. *„Die Anlage zur Aktivität bringt eine zunehmende Organisation und wachsendes Verstehen der Welt unabhängig von Lernen und Verstärkung mit sich"* (Emde 1991, S. 757). Der Säugling sucht Reize, verbindet sie zu neuen funktionalen Zusammenhängen, integriert diese und steigert so die Komplexität seiner neurophysiologischen wie auch verhaltensmäßigen Organisation. Damit ist Aktivität auch die Grundlage der Situationsbewältigung.

Experimente zur Lernfähigkeit von Säuglingen haben gezeigt, daß diese bereits im Alter von drei Wochen imstande sind, z. B. durch 2maliges Wenden des Kopfes bunte Lampen zum Leuchten zu bringen oder einen Schluck Milch zu bekommen. Interessanterweise verliert das Licht aber nach einigen Durchgängen seinen Reiz bzw. die Säuglinge sind satt. Trotzdem macht es ihnen offensichtlich Freude, die Milchflasche erscheinen zu lassen, auch wenn sie dann nicht daraus trinken. Was also wichig ist, ist, etwa bewirkt zu haben. Und tatsächlich, wenn die Bewegungsabfolgen, die das Leuchten der Lampen oder die Milchflasche herbeiführen, experimentell verändert werden, machen sich die Säuglinge sofort eifrig daran, das neue Muster ausfindig zu machen. Ändert man das erforderliche Bewegungsmuster jedoch nach dem Zufallsprinzip, sodaß der Säugling keine Chance hat, auf die Lösung zu kommen, reagiert er verstört, schreit oder erstarrt (Beispiele zit. nach Dornes 1993a). Für das hier dargestellte Grundbedürfnis werden synonym die Begriffe Kompetenzlust, Selbstwirksamkeit, Effektanz angewandt.

Wir können diese Befunde direkt auf die Erwachsenensituation übertragen. Wo die Möglichkeiten, Interesse, Neugier, Selbstwirksamkeit einzubringen beschnitten sind, geht die Motivation zurück. Dies kann bis zu dem pathologischen Grundgefühl der Hilflosigkeit führen, in dem der Betroffene grundlegend entmutigt ist, auf die Umwelt in seinem Sinne verändernd oder gestaltend einzugreifen. Wir brauchen aber nicht bis zu diesem Extrem zu gehen, auch Alltagsbeispiele gibt es genug. Wieviel Energie bleibt z. B. in unserem Schulsystem an Demotivierung, Widerstand oder Trotz gebunden, die dadurch nicht genutzt wird, oder denken wir an die sog. Politikverdrossenheit von Menschen, die angesichts ihres Ohnmachtsgefühls nur dumpfen Groll empfinden.

Auch in unserem Gesundheitssystem finden wir wenig Ermutigung zu Eigeninitiative. Wir tun uns offenbar schwer, die Eigenverantwortlichkeit zu fördern, hier werden nur vergleichsweise geringe finanzielle Mittel aufgewendet. Dazu kommt, daß in der Krankenbehandlung selbst wenig Raum für Eigeninitiative bleibt. Anpassung und unkritischer Gehorsam dominieren nicht selten die therapeutische Beziehung. In der Onkologie z. B. beklagt man häufig die Eigeninitiative von Patienten, die Paramedizin konsultieren, spezielle Diäten einhalten o. ä.... Es fällt meist schwer zu verstehen, daß dies nicht notwendigerweise dem Mißtrauen gegenüber der Medizin entspringt, sondern dem Wunsch, selbst etwas zu tun, angesichts der Bedrohung durch die Krankheit und angesichts des von der Medizin zur Passivität Verurteiltseins. Nicht umsonst haben wir in den Industriestaaten nur eine etwa 50%ige Kooperationsrate, die bei chronischen Erkankungen auf 40% absinkt. Druck zu erzeugen hilft da allerdings nicht, sondern bedeutet nur „mehr von demselben" (Watzlawick).

Die psychoonkologische Forschung bestätigt die Wichtigkeit der Aktivität und der Eigeninitiative. Seit den 70er Jahren verfügen wir über eine Reihe von sauberen prospektiven Untersuchungen, die sich mit der Frage beschäftigen, ob Bewältigungsreaktionen des Patienten den Krankheitsverlauf mitbeeinflussen und wenn ja, ob man günstigere und weniger günstige unterscheiden kann. Heim (1988) hat die Ergebnisse von damals 15 inhaltlich verglichen und ist zu dem Ergebnis gekommen, daß, weitgehend übereinstimmend, bestimmte Reaktionen für adaptiv erachtet werden können, andere für maladaptiv (siehe Tabelle 1).

In jüngerer Zeit ist man in den USA mit Erfolg dazu übergegangen, Patienten in den Therapieentscheidungsprozeß miteinzubeziehen. Die Kooperation mit den behandelnden Ärzten und die Verträglichkeit der Therapie haben sich dadurch deutlich verbessern lassen.

Tabelle 1 (aus: Heim 1988)

Zusammenzug „geeignete/ungeeignete" Bewältigung geeignet			ungeeignet		
H7	Zupacken	„Was ich unternehme, wie ich mitmache, davon hängt jetzt vieles ab."	K2	(Fatalistisches) Akzeptieren:	„Es ist nicht mehr zu ändern, ich muß mich dreinschicken."
H8	Zuwendung	„Bisher hat es immer jemand gegeben, der mich angehört/verstanden hat."	E5	Passive Kooperation	„Die wissen schon, was sie tun."
K5	Problemanalyse:	„Ich versuche mir zu erklären, was überhaupt los ist."	E6	Resignation:	„Ich glaube, es hat alles keinen Sinn mehr."
K3	Dissimulieren (je nach Krankheitsphase):	„Es ist alles nur halb so schlimm, im Grunde geht es mir gut."	E7	Selbstbeschuldigung:	„Ich verdiene es nicht besser."
K2	(Stoisches) Akzeptieren:	„Ich bemühe mich zu tragen, was ich kann."	K3	Dissimulieren (je nach Krankheitsphase):	„Es ist alles nur halb so schlimm, im Grunde geht es mir gut."
E1	Auflehnung:	„Warum gerade ich?"			
E2	Emotionale Entlastung:	„Ich fühle mich so elend, wenigstens das Weinen hilft noch etwas."	E3	Isolieren, unterdrücken:	„Das hat mich über haupt nicht beunruhigt."
Mehrere ausgewogene Strategien			Eingeschränkte Strategien		

Kontrolle

Als eine weitere, vermutlich von Geburt an vorhandene Funktion ist die affektive Überwachung (Emde 1991) zu nennen. Es handelt sich dabei um eine Neigung, die Erfahrungen und Rückmeldungen von den Bezugspersonen einer affektiven Wertung zu unterziehen. Wir haben es hier also mit einer wichtigen Orientierungsfunktion zu tun, die in der weiteren Entwicklung mit kognitiven Aspekten vermengt auch als Kontrollfunktion bezeichnet werden kann. Das grundlegende Kriterium dieser Funktion bleibt jedoch auf die Frage konzentriert: Ist das gut oder schlecht, was mir gerade widerfährt?

Die empirische Gesundheitsforschung hat, auf den Erwachsenen bezogen, in der Kontrollfunktion eine von drei zentralen gesundheitserhaltenden Faktoren erkannt. Sie wurden plakativ als „die drei C" zusammengefaßt (Challenge, commitment, control).

Demnach benötigt der Mensch ein gewisses Maß an Herausforderung, Hingabe bzw. Bindung (dazu noch später) und schließlich Kontrolle über das, was mit ihm geschieht. Auf die Krankenbehandlung angewandt bedeutet dies die Gewährleistung der Nachvollziehbarkeit der Behandlungsplanung, einzelner Behandlungsschritte sowie der Befunde und Behandlungsergebnisse. Die Möglichkeit der Kontrolle dieser Faktoren wird zum Teil bereits bei längerdauernden und belastungsreichen Behandlungen mit großem Erfolg gewährt. Diese Vorgangsweise hat nachweislich die Kooperation verbessert, vor allem z. B., wenn weitreichende chirurgische Engriffe und zytostatische Chemotherapien zu einem aufwendigen Behandlungsplan führen.

Empathie

Von Geburt an ist Empathie die Grundlage jeglicher Verständigung. Bereits 12 Stunden alte Neugeborene können das Lächeln, das Stirnrunzeln und das Zungeherausstrecken ihres Gegenüber imitieren (Melzoff und Gopnik 1993). Dabei können sie noch keine Vorstellung von dem Gesicht, das sie machen, haben, denn die Fähigkeit, sich im Spiegel zu erkennen, erwerben sie erst mit etwa zwei Jahren. Die Fähigkeit, einen Gesichtsausdruck zu imitieren, ist also offenbar eine angeborene und ermöglicht den affektiven Kontakt zur Mutter von Beginn an. Wie tief diese affektive Verbindung geht, zeigen Untersuchungen über die physiologischen Korrelate von Gefühlen wie z. B. in folgendem Experiment: Bei Erwachsenen konnte festgestellt werden, daß entsprechend dem von Versuchspersonen erzeugten Gesichtsausdruck auch einige Funktionen des autonomen Nervensystems sich mitverändern (Ekman 1983). Es wurden Schauspieler gebeten, bestimmte Gefühle mimisch darzustellen und dabei zeigte sich, daß bestimmte physiologische Begleiterscheinungen dieser Gefühle auftraten, annähernd so, wie wenn sie diese Gefühle tatsächlich erleben. Wenn man diese beiden Befunde zusammenfügt, verstehen wir, wie sich von einer Person auf eine andere Gefühlszustände übertragen können. Diese „Gefühlsansteckung" findet sowohl in der frühen Mutter-Kind-Beziehung als auch in therapeutischen Beziehungen statt und ist darüber hinaus die Grundlage jeder zwischenmenschlichen Verständigung.

Das Säuglingsalter ist die Zeit, in der der affektive Kontakt zwischen der Pflegeperson und dem Kind am intensivsten ist. Das Kind ist auf eine Person angewiesen, die sich empathisch auf die jeweilige Bedürfnislage einstellt. Insbesondere in Situationen, in denen das Kind überfordert ist, weil es eigene regulatorische Aktivitäten noch nicht in ausreichendem Maße setzen kann, braucht es die affektive Einstimmung der Umgebung. So kann es nach und nach lernen, diese Funktionen, die zuerst eine andere Person erfüllt, selbst zu übernehmen. Kohut hat diese Funktion als das Selbstobjekt bezeichnet und den Prozeß umwandelnde Verinnerlichung genannt. Der Mensch ist sein gesamtes Leben hindurch, insbesondere in Belastungssituationen auf Selbstobjektfunktionen, die dann andere Personen übernehmen, angewiesen.

Auf die medizinische Krankenbehandlung übertragen hieße dies, daß in jeder Krankheitssituation eine Abklärung der Bewältigungskompetenz und -kapazität des Patienten sowie die Berücksichtigung aktueller Belastungen vonnöten ist. Die Behandelnden werden als Selbstobjekte gebraucht und funktionalisiert. Schon seit den 70er Jahren liegen zahlreiche Untersuchungen vor, die zeigen, wie sehr die Bewältigungskapazität eines Patienten von unmittelbarer medizinischer Relevanz ist. So wissen wir z. B. schon seit langer Zeit, daß Patienten, die mit aktuellen psychischen Problemen in eine Operation gehen, diese nicht optimal bewältigen (Simonow et al. 1979). Zu große (oder verleugnete) Angst vor der Operation wirkt sich erhöhend auf den Narkosemittelverbrauch, auf das Ausmaß postoperativer Schmerzen, die Aufenthaltsdauer im Spital und die Wundheilungskomplikationsrate aus (Schipownikow et al. 1980). Bereits mit geringem Aufwand können meßbare Verbesserungen in diesen Parametern herbeigeführt werden (Übersicht in Frischenschlager et al. 1992). Vorbedingung dafür ist jedoch immer, sich empathisch in die Situation des Patienten zu versetzen. Im Inneren verstanden zu werden, gehört offenbar zu den tiefsten menschlichen Bedürfnissen.

Autonomie

Ein drittes Grundbedürfnis ist die Autonomie oder Selbststeuerung. Auch dieses Grundbedürfnis reicht weit ins Biologische hinein, es ist für alle lebenden Systeme grundlegend (Emde 1991) und zeigt sich daher sowohl im physiologischen wie im psychologischen Bereich. Organismen haben die Tendenz, partielle Ausfälle wie z. B. wenn Kinder blind oder taub oder ohne Gliedmaßen geboren wurden, zu kompensieren, obwohl die Erfahrungen, die Kinder mit diesen Einschränkungen machen, z.T. sehr verschieden sind. Ebenso können Entwicklungsverzögerungen in späteren Jahren korrigiert werden. Und nicht zuletzt seien psychopathologische Entwicklungen erwähnt. Das tiefenpsychologische Verständnis von psychischer Krankheit meint ja nichts anderes, als daß Menschen selbst unter gestörten Entwicklungsbedingungen ihre Integrität bewahren. Neurotische Symptome sind nur deswegen verstehbar, weil sie die autonom-regulative Antwort des Individuums auf die Verhältnisse sind.

Auch hier liefert uns die empirische Säuglingsforschung eindrucksvolle Hinweise. Normalerweise läuft das Kontaktspiel zwischen Mutter und 3-4 Monate altem Kind in Phasen ab. Intensiver Austausch mit face-to-face-Kontakt wechselt mit kurzem Abwenden des Gesichts ab. Üblicherweise laufen solche Zyklen mehrmals pro Minute ab; der Rückzug des Kindes dient der Erholung und Verarbeitung des Erlebten. Auf einer Videoaufzeichnung der Säuglingsforscherin B. Beebe ist schön zu sehen, wie eine Mutter, die die Pausen, in denen das Baby sich abwendet, nicht akzeptieren kann, sich dem abgewandten Gesicht aufdrängt, dadurch den Unmut des Babys hervorruft und dieses daher den Kopf neuerlich, diesmal in die andere Richtung, abwendet. Die Mutter versucht darauf erneut den Blickkontakt herzustellen, worauf das Baby den Kopf wieder wendet, allerdings schließt es an der Stelle, an der es dem Blick der Mutter begegnen würde, die Augen und öffnet sie erst wieder, nachdem die Mutter wieder aus dem Gesichtsfeld ist, also am anderen Ende der Wendebewegung. Ist die Mutter weiter insistierend, schreit das Baby, und hilft das auch nichts, dann schläft es z.B. ein oder erstarrt und läßt so keinen weiteren Kontakt zu.

Das Baby vermittelt also ganz deutlich seine Bedürfnisse, es setzt regulatorische Aktivitäten in verschiedener Weise bis hin zum Rückzug. Doch ist das Kontaktangebot wieder stimmig, ist es zu neuem Austausch bereit. Darin zeigt sich deutlich, wie sehr der Mensch selbst in frühesten Entwicklungsstadien an seinem Bedürfnis festhält und alles unternimmt, um das mit den jeweiligen Mitteln durchzusetzen.

Auch dieses Grundbedürfnis ist wie die bisher genannten das ganze Leben hindurch wirksam (siehe dazu auch A. Adlers Konzept der „Lebenslinie"). Auf dem höheren Niveau des erwachsenen Erlebens verwenden wir neben Autonomie den Begriff der Selbstverantwortung. In allen Fällen ist aber das Bedürfnis gemeint, gemäß den eigenen Strukturen Ziele zu definieren und entsprechende Mittel einzusetzen, um diese zu erreichen.

Wir könnten für die Krankenbehandlung aus diesen Erkenntnissen einiges ableiten. Z. B. irrte Freud, als er annahm, daß die unverstellte Realitätssicht nur vom Analytiker verkörpert werde und nur durch den Deutungsprozeß dem widerständigen Patienten vermittelbar sei. Auch der Arzt irrt, wenn er meint, er allein könne und müsse wissen, was der Patient braucht. In diesen Haltungen manifestieren sich Reste eines paternalistischen Menschenbildes. Neuere Untersuchungen in der Onkologie zeigen, daß die Kooperation deutlich verbessert werden kann und die Therapie besser vertragen wird, wenn der Patient in den Entscheidungsprozeß die Behandlung betreffend mit einbezogen wird (Frischenschlager 1994).

Dasselbe gilt für den Arbeitsprozeß: zu starke Fremdbestimmung, einegschränkte Möglichkeit, sich Arbeitsschritte zu überlegen, Ziele zu definieren, den Rhythmus von Arbeit und Pause zu gestalten, wie dies besonders bei der Fließbandarbeit der Fall ist, wirkt sich nicht nur nachteilig auf die Motivation aus, sondern stellt darüber hinaus auch eine gesundheitliche Belastung dar.

Bindung, soziale Integration, soziale Unterstützung

Auch hier war es wiederum die Säuglingsforschung, die zu überraschenden Erkenntnissen bezüglich der angeborenen Fähigkeiten und Bedürfnisse des Menschen, sich an Interaktion zu beteiligen, führte. Emde (1991) faßte dies so zusammen: *„Unsere Evolution hat uns mit organisierten Fähigkeiten auf das Einleiten, Weiterführen und Beenden von Interaktionen mit anderen Menschen vorbereitet"* (a. a. O. S. 760). Das schließt die Fähigkeit zur Aufnahme des Augenkontaktes ein, der eine Empfänglichkeit dafür ermöglicht, durch das Gehalten-, Berührt- und Gewiegtwerden von anderen Menschen aktiviert aber auch beruhigt zu werden. Dabei gibt es eine angeborene Präferenz für das menschliche Gesicht und die menschliche Stimme. Diese und zahlreiche andere Fähigkeiten befähigen den Säugling zur Teilnahme an der äußerst komplexen menschlichen Interaktion. Auf der anderen Seite sind es die Eltern, die dem Säugling durch ihr „intuitives elterliches Betreuungsverhalten" (Papousek und Papousek 1979) entgegenkommen.

In den 50er Jahren hatte J. Bowlby ein biologisch determiniertes Bindungsverhalten postuliert, das immer dann aktiviert wird, wenn die aktuelle Situation die Bewältigungsmöglichkeiten des Kindes überfordert. Es werden heute vier Bindungsmuster unterschieden (sicher, vermeidend, ambivalent, desorganisiert), die sich innerhalb der ersten sechs Lebensmonate herausbilden und dann erstaunlich stabil bleiben (Übersicht in Köhler 1992, Spangler und Zimmermann 1995). Welches der vier Bindungsmuster etabliert wird, scheint aber wesentlich davon abzuhängen, wie die Mutter auf die Fürsorge- und Bindungsbedürfnisse des Säuglings reagiert (Grossmann und Grossmann 1995). Ich spreche hier meist von der Mutter, denn erst im 2. Lebensjahr etabliert sich ein eigenständiges Bindungsmuster zwischen dem Vater und dem Kind.

Die Bindungsforschung zeigt deutlich, wie sich die Interaktion in den ersten Monaten mit der Zeit zu unbewußten Haltungen des Kindes gegenüber der Welt, in weiterer Folge zu Persönlichkeitszügen verdichtet. Selbstbild, Selbstwertgefühl, die Qualität sozialer Beziehungen und vermutlich auch die kognitive und gesundheitliche Entwicklung werden von den Bindungsmustern mitgeprägt. Es ist offensichtlich, wie sehr die früh etablierten Bindungsmuster mit dem, was wir später Bewältigungsmuster nennen, historisch und inhaltlich zusammenhängen. „*Die zehnjährigen Kinder, die als Kleinkinder ihren Müttern gegenüber unsicher-ambivalent waren, hatten jetzt tatsächlich die wenigsten guten Freunde und auch die meisten Probleme mit ihnen. Die Zehnjährigen, die als Einjährige sicher gebunden waren, hatten jeweils etliche gute und zuverlässige Freunde und kaum Probleme mit Gleichaltrigen. Die Gruppe der vermeidenden Kinder lag in bezug auf Freundschaft dazwischen. Mit 10 Jahren fiel es den meisten vermeidenden Kindern schon deutlich schwerer, Gefühle wie Traurigkeit, Kummer und Anhänglichkeit im Interview zuzugeben. Das Prinzip, leidvolle Gefühle zu äußern oder sich an sie erinnern zu können und dann diese Gefühle zum Anlaß zu nehmen, um bei einer vertrauten Person um Hilfe, Unterstützung oder Trost zu bitten, scheint ein wesentliches Merkmal von Bindungssicherheit während des gesamten Lebenslaufes zu sein*“ (Grossmann und Grossmann a.a.O., S. 181). „*Anhänglichkeit aus Zuneigung ist entspannend und streßmindernd… Die Abhängigkeit aus Angst vor Trennung ist dagegen anstrengend und oft mit Ärger verbunden… ebenso die zwanghafte Selbständigkeit, die zusammenbricht, wenn eine belastende Krise überhand nimmt. Dann aber ist der Weg zum anderen abgebrochen. Frühe vermeidende und ambivalente Bindung zu den Eltern scheinen einen Kreislauf in Bewegung zu setzen, der zu immer größerer Verhärtung der unangepaßten psychischen Struktur führt: Weil die Unfähigkeit zum flexiblen Handhaben, der Impuls von Innen und die Anforderungen von außen deutlich selbst erlebt werden, verschließen sich diese Kinder und verbergen sich manchmal hinter einem Schutzschild körperlicher*

Stärke, manchmal nur hinter einer Fassade, die nicht sofort erkennen läßt, was in ihnen vorgeht. Ihnen fehlen sichere Arbeitsmodelle über soziale Beziehungen; und ihnen fehlen auch die subtilen, flexiblen Möglichkeiten und die geistige Beweglichkeit, sich solche Arbeitsmodelle zu erschaffen – sofern sie keine Hilfe dabei erfahren" (Grossmann und Grossmann, a. a. O. S. 185).

Dieser Kreislauf konnte im positiven, wie im negativen empirisch bestätigt werden. So konnten z. B. aus der unsicheren frühen Bindung spätere Verhaltensprobleme vorhergesagt werden (Matas et al. 1978, zit. nach Esser et al. 1993). Kinder, die mit 12 Monaten als unsicher gebunden beurteilt wurden, hatten mit 6 Jahren mehr körperliche Krankheitssymptome als die sicher gebundenen (Lewis et al. 1984).

Auch an Erwachsenen konnte der Zusammenhang zwischen dem Bindungsmuster und körperlichen Symptomen gezeigt werden. Erwachsene mit vermeidendem Bindungsverhalten gehen anders mit ihren Belastungen um und sind dann auch deutlich sozial isolierter. Aber nicht nur das, der spezifische Umgang mit Gefühlen in Belastungssituationen stellt selbst ein Gesundheitsrisiko dar. Es sind also nicht die Belastungen per se, die die Gesundheit negativ beeinflussen, sondern der Bewältigungsstil, insbesondere die Zurückhaltung von Gefühlen, der wiederum besonders häufig bei Personen mit vermeidender Bindung anzutreffen ist (Kotler et al. 1994). Dies gilt vermutlich auch für Krebserkrankungen, wie Hilakivi-Clarke et al. (1994) fanden. In einer semiprospektiven Studie an Frauen mit noch unabgeklärten Knoten in der Brust konnte gezeigt werden, daß dann am besten die Malignität oder Benignität des Knotens vorhergesagt werden konnte, wenn man besondere Belastungen mit den individuellen Bewältigungsformen kombiniert verrechnete (Cooper und Faragher 1993).

Hier schließt sich also ein weiterer Kreis. Wir wissen aus nahezu allen Krankheitssituationen, daß soziale Integration und die in ihr erfahrene soziale Unterstützung einen wesentlichen Beitrag zur Gesundheitserhaltung bzw. zur Verbesserung der Krankheitssituation leisten (Übersicht in: Berkman 1995, speziell für Krebserkrankungen z. B. die Übersicht von Spiegel 1994).

Besonders eindrücklich sind die Ergebnisse einer Studie, die soziale Unterstützung mit Persönlichkeitsfaktoren im Hinblick auf Herzinfarktmortalität zueinander in Beziehung setzt (Orth-Gomer und Unden 1990) (siehe Abb. 1).

Alle uns vorliegenden Daten legen nahe, daß auch soziale Integration

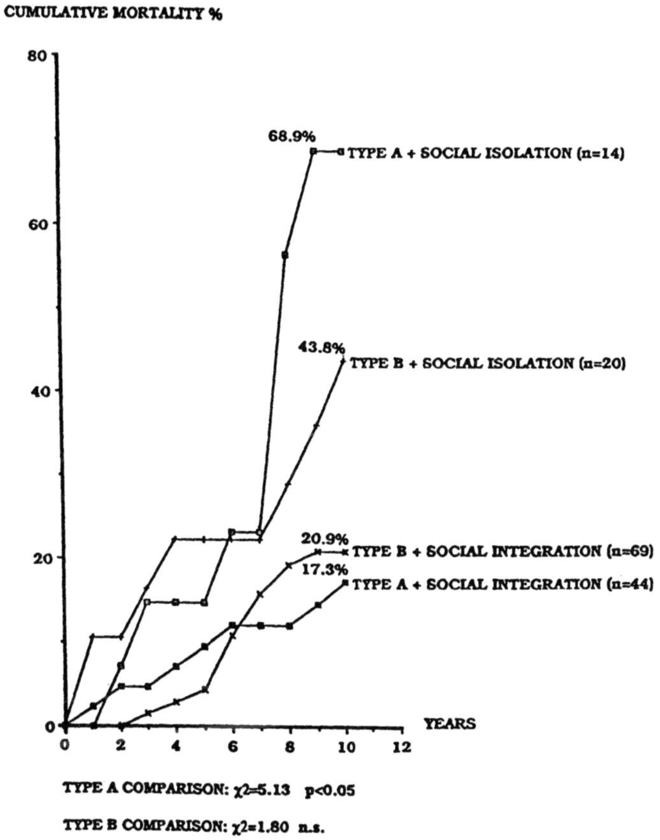

Abb. 1. Persönlichkeitsfaktoren (Typ A, B), soziale Integration und Herzinfarktmortalität (aus Orth-Gomer und Unden 1990)

und soziale Unterstützung zu menschlichen Grundbedürfnissen zählen. Dementsprechend löst auch die Vorstellung, in bedrohlichen Situationen wie z. B. beim Sterben alleingelassen zu werden, größte Angst aus, mehr Angst, als z. B. große Schmerzen erdulden zu müssen (Bron 1987).

Ich habe versucht, auf der Grundlage unserer heutigen Vorstellung vom Funktionieren des Organismus die fünf Grundbedürfnisse darzustellen, von denen erwiesen ist, daß sie weit ins Biologische hineinreichen, daß sie als Teil des spezifisch Menschlichen von Geburt an bestehen und für Stabilisierung und Destabilisierung mitverantwortlich sind. Nun schließt sich daran die Frage, ob und wie die hier beschriebenen menschlichen Grundbedürfnisse in der Krankenbehandlung berücksichtigt werden können.

Diese Frage hat mehrere Dimensionen, eine

- psychologische, die sich unmittelbar in der therapeutischen Beziehung manifestiert, eine
- soziale, die sich in der interdisziplinären und Teamzusammenarbeit, in der Organisationsstruktur bis hin zur Architektur etc. manifestiert und eine
- kulturelle, in der wir uns fragen, wie wir überhaupt mit Leiden, Sterben und generell Hilfsbedürftigen umgehen.

Folgerungen für die Krankenbehandlung

Die psychologische Dimension

Wie entsteht psychische Struktur?

Trotz aller Knappheit der Darstellung neuerer entwicklungspsychologischer Erkenntnisse sollte deutlich geworden sein, welche Bedeutung die Beziehung zwischen Mutter und Kind, dann auch zwischen Vater und Kind für die psychische Entwicklung des Menschen hat. Im ersten Teil habe ich ausgeführt, daß Gesundheit eng mit funktionierender Selbstregulation verbunden ist. Wir müssen uns nun mit der Frage beschäftigen, wie Persönlichkeitsstruktur entsteht, um zu verstehen, auf welchem Wege eine Entwicklung in eine eingeschränkte regulatorische Kompetenz münden kann.

Eltern schreiben den Äußerungen (Gesten, Lauten etc.) ihrer Kinder Bedeutungen zu. Diese Interpretationen sind gleichzeitig Beziehungsangebote, die mit dem intrinsischen Bedeutungsspektrum des Kindes in Kontakt treten (Dornes 1995). Nach Stechler und Kaplan (1980, zit. n. Lichtenberg 1991, S. 131/32) sind eine Reihe von Schritten erforderlich, bis Äußeres Erleben zu innerer Struktur werden kann. *„1) Die Eltern müssen die Absicht des Kindes erkennen, 2) sie müssen darauf einigermaßen beständig reagieren, 3) sie müssen ausreichend klar zum Kind zurückkommunizieren, sodaß das Kind weiß, wie ihre Reaktion ist, 4) sie müssen es ermöglichen, daß die Handlungssequenz weit genug vorangetrieben wird, so daß das Kind a) ein Empfinden für seine Absicht hat, b) die Handlung zum Fruchten bringt und c) irgendeine Mitteilung über die Folgen seiner Handlung erhält“.*

Weichen die von den Eltern angebotenen Bedeutungen zu sehr von denen des Kindes ab, kommt es zu Störungen der wechselseitigen Regulation. Das Kind setzt den elterlichen Bedeutungszuschreibungen ein eigenes Gefühl für Stimmigkeit entgegen. Es „weiß", ob etwas paßt oder nicht. Wenn aber die empathische Kapazität der Eltern eingeschränkt ist, hat dies auf Dauer zur Folge, daß das Kind die für die Eltern unakzeptablen Affektzustände oder die Erlebniszustände, die von den Eltern nicht ausreichende Bestätigung erfahren haben, aus dem Erleben ausgliedert. Es paßt gewissermaßen sein Erleben an die Erfordernisse an, um die Bindung zu den Eltern nicht zu gefährden (Stolorow und Atwood 1992). Das Ausgliedern eines Teils des Erlebens stellt damit bereits eine Anpassungsleistung dar. Gleichzeitig ist es aber aufwendig, diese Ausgliederung bestimmter Erlebnisinhalte aufrechtzuerhalten, da weiterhin ein Drang zur Reintegration der ausgegliederten/desintegrierten psychischen Bereiche besteht.

Die therapeutische Beziehung

Eine der großen Entdeckungen Freuds war, daß die Persönlichkeitsstruktur eines Menschen sich in allen Situationen offenbart und mehr noch, daß bestimmte, einmal etablierte Muster sehr stabil bleiben, oft über ein ganzes Leben hinweg, was Freud als Wiederholungszwang bezeichnet hat. Darin besteht aber auch die Chance der Therapie. Gerade dadurch, daß eine Person ihr So-Sein, das sie im Laufe ihrer Geschichte ausgebildet hat, in jede Situation einbringt, auch in die therapeutische, bietet sich die Möglichkeit eines therapeutischen Zugangs. Eine Person geht *immer* mit (zumindest) zwei Erwartungen/Bedürfnissen in eine Beziehung, speziell in eine therapeutische. Einerseits kann sie nicht anders, als mit der erworbenen Struktur ihr Leben gestalten bzw. auf die Welt zugehen. Andererseits bringt sie zugleich immer auch das Bedürfnis nach Reintegration mit ein. Konkret zeigt sich dies in unbewußten Befürchtungen, daß der Arzt/Therapeut auch wieder so reagieren könnte wie die historischen Bezugspersonen, gleichzeitig besteht die Hoffnung, daß es diesmal doch anders sein könnte, daß das Gegenüber die augegliederten Erlebnisbereiche zulassen bzw. verstehen kann.

(In Parenthese: In bezug auf das Immer bin ich mir nicht ganz sicher, da Menschen möglicherweise doch in Zustände völliger Hoffnungslosigkeit geraten können, wie das bei Suizidalen oder manchen Krebskranken beobachtbar ist.)

Man kann sich nun vorstellen, welches Potential in der Arzt-Patient-Beziehung steckt, wenn dieses Wissen reflektiert angewandt wird. Es wird aber auch klar, welche Chancen in der Medizin vertan werden, wenn sie beziehungsvermeidend mit dem Patienten umgeht, oder ihn sogar in seinen unbewußten Befürchtungen bestätigt. Die Arzt-Patient-Beziehung wird dann als Wiederholung historischer Erfahrungen erlebt. Das heißt nicht, daß die Enttäuschung bewußt wird (siehe dazu Frischenschlager 1995). Aber es ist eine die Struktur bestätigende und verfestigende Erfahrung dazugekommen. Vergessen wir auch nicht die bereits erwähnten Kooperationsprobleme in der Medizin und erinnern wir uns an die eingangs gemachten Bemerkungen zur systemischen Theorie. Da der Organismus immer auch in seinen Beziehungen zur Umgebung gedacht wird, müssen wir folglich auch in Betracht ziehen, daß die Krankheitsverarbeitung nicht ausschließlich individuell gesehen werden, sondern vielmehr von der Umgebung mitbeeinflußt wird und daher von ihr mitzuverantworten ist.

Die soziale Dimension

Die drei hier angeführten Dimensionen sind eng miteinander verbunden, insofern ist die Trennung etwas künstlich. Doch lohnt es sich m. E. doch darüber nachzudenken, innerhalb welcher sozialer Strukturen Krankenversorgung erfolgt und welchen Einfluß diese, bezogen auf die hier angeschnittene Frage menschlicher Grundbedürfnisse haben.

Es wäre z. B. zu überlegen, inwieweit man das Autonomie- und Aktivitätsbedürfnis einschränkt, wenn man Patienten vorrangig stationär behandelt und sie weitgehend auf das Liegen in Betten reduziert, obwohl maximal die Hälfte der stationären Patienten derart eingeschränkt sind, daß sie der Betten bedürfen. Patienten werden auf diese Weise künstlich passiv gemacht. Haben sie sich nach zwei Wochen an diese Verhältnisse erfolgreich angepaßt, beklagt man sich über ihre Passivität.

In diesem Zusammenhang wären noch eine Reihe von Überlegungen anzustellen: zur hierarchischen Struktur in der Medizin, zur Krankenhausorganisation, zur interdisziplinären Zusammenarbeit etc.

Die kulturelle Dimension

Die im Laufe dieses Vortrages referierten Forschungsergebnisse zur Entwicklungspsychologie stammen im wesentlichen aus den letzten 20 Jahren, sind also noch eher jung und noch nicht Allgemeingut. Sie helfen uns, einen kritischen Blick darauf zu werfen, wie in unserer Kultur mit Hilfsbedürftigen, Abhängigen umgegangen wird. Es werden zwar große Geldmittel für die Versorgung zur Verfügung gestellt, es wird aber nicht in demselben Maß darauf geachtet, ob die Versorgung tatsächlich menschengerecht ist.

Ich muß dabei immer an den scheinbaren Widerspruch denken, der sich im Wien der 20er und 30er Jahre ergab, wo in fortschrittlicher Weise dafür gesorgt wurde, daß Waisenkinder unter guten Bedingungen gehalten werden. Das heißt, die Ernährungsbedingungen waren gut, es war geheizt und die Heime genügten hohen hygienischen Ansprüchen. Die hohe Sterblichkeit war daher unverständlich. Es waren die bekannten Untersuchungen des Psychoanalytikers Rene Spitz (auf den sich anfangs auch J. Bowlby bezog), die ein menschliches Grundbedürfnis zutage brachten, die Beziehungsbedürftigkeit. Er stellte fest, daß Säuglinge, die über eine bestimmte Zeit keine Bezugsperson hatten und damit keine affektive Zufuhr erhielten, langsam verfielen. Nach mehr als als fünf Monaten Kontaktdeprivation zeigten sich irreversible Störungen (Hospitalismus) nach noch längeren Zeitäumen steigerte sich der Verfall der Vitalität bis hin zum Tod. Die 30er Jahre liegen noch nicht so lange zurück, es war unsere Eltern- und Großelterngeneration, in der das Grundbedürfnis des affektiven Kontaktes „entdeckt" werden mußte. Eine Reihe weiterer Indizien für die in unserer Kultur vorhandene Grundeinstellung wären anzuführen. Denken wir an den 4-Stunden-Stillrhythmus, der lange Zeit propagiert wurde, oder die noch in meiner Jugendzeit oft zu hörende Ansicht, daß das Schreien der Säuglinge gut für ihre Lungen sei, zweifellos eine Rationalisierung sadistischer Impulse. Auch die vor 2–3 Jahrzehnten noch sehr verbreitete Einstellung gegenüber Schülern, Studierenden, auch unter dem Titel schwarze Pädagogik bekannt, ist dem zuzuordnen.

Vermutlich wird es bei manchen heftigen Protest auslösen, wenn ich auch das Menschenbild Freuds in dieser Liste der Indizien einreihe. Freud nahm ja an, daß das Neugeborene weder kommunikationsinteressiert noch kommunikationsfähig sei: *„Ein schönes Beispiel eines von den Reizen der Außenwelt abgeschlossenen psychischen Systems, welches selbst seine Ernährungsbedürfnisse autistisch befriedigen kann, gibt das, mit seinem Nahrungsvorrat in der Eischale eingeschlossene Vogelei, für das sich die Mutterpflege auf die Wärmezufuhr einschränkt"* (zit. n. Mahler 1983). Freud nahm dies als Metapher für die kindliche Frühzeit, für den von ihm angenommenen primären Narzißmus. Er nahm weiters an, daß es nur die ansteigende Bedürfnissspannung sei, die den Säugling motiviere, sich der Umwelt zu öffnen. Erst diese mache es ihm dann leichter, mit der Welt in Kontakt zu treten, sofern sie liebevoll genug auf den Säugling eingehe. Doch bleibe lebenslang die Sehnsucht bestehen, in den reizlosen, von der Umwelt abgeschotteten Zustand des Mutterleibs zurückzukehren.

Wir wissen mittlerweile, daß Empathiedefizite, wie sie in den hier angeführten Beispielen und in unserer generellen Haltung gegenüber Hilfsbedürftigen zum Ausdruck kommen, eng mit der Abwehr unserer eigenen Hilfsbedürftigkeit zusammenhängen. Das kulturell vermittelte Ideal größtmöglicher Unabhängigkeit und der Wunsch, die eigene häufig leidvoll erlebte Abhängigkeit vergessen zu können reichen einander die Hand. Wir alle, als Angehörige dieser Kultur haben daher noch einige Arbeit an unserem Selbstverständnis zu leisten.

Literatur

Bateson G (1972) Ökologie des Geistes. Suhrkamp, Frankfurt

Beebe B, Jaffe J, Lachmann FM (1992) A dyadic systems view of communication. In: Skolnick N, Warshaw S (eds) Relational perspectives in psychoanalysis. The Analytic Press, Hillsdale NJ, pp 83–118

Berkman L (1995) The role of social relations in health promotion. Psychosom Med 57: 245–254

Bron L (1987) Angst und Depression bei unheilbar Kranken und Sterbenden. Dtsch Med Wochenschr 4: 112

Canguilhem G (1975) Das Normale und das Pathologische. Ullstein, Stuttgart

Cooper CL, Faragher BE (1993) Psychosocial stress and breast cancer: the interrelationship between stress events, coping strategies and personality. Psychol Med 23: 653–662

Dornes M (1993a) Der kompetente Säugling. Die präverbale Entwicklung des Menschen. Fischer, Frankfurt

Dornes M (1993b) Psychoanalyse und Kleinkindforschung: einige Grundthemen der Debatte. Psyche 47 (12): 1116–1152

Dornes M (1995) Gedanken zur frühen Entwicklung und ihrer Bedeutung für die Neurosenpsychologie. Forum Psychoanal 11: 27–49

Ekman P (1983) Autonomous nervous system activity distinguishes among emotions. Science 221: 1208–1210

Emde RN (1991) Die endliche und die unendliche Entwicklung. I. Angeborene und motivationale Faktoren aus der frühen Kindheit. Psyche 45 (9): 745–779

Esser G, Dinter R, Jörg M, Rose F, Villalba P, Laucht M, Schmidt MH (1993) Bedeutung und Determinanten der frühen Mutter-Kind Beziehung. Z Psychosom Med 39: 246–264

Foerster H von (1985) Sicht und Einsicht. Vieweg, Braunschweig

Frischenschlager O (1994) Psychosocial aspects of breast cancer, a current state of research. In: Kubista E, Staffen A, Zielinsky Ch (eds) Proceedings of the 2nd European Congress on Senology. Moduzzi editore, Bolognia

Frischenschlager O (1995) Die therapeutische Beziehung in der Psychoanalyse. Psychother Forum 3: 159–169

Frischenschlager O, Brömmel B, Ussinger U (1992) Zur Effektivität psychosozialer Betreuung Krebskranker – eine methodenkritische Literaturübersicht. Psychother Psychosom Med Psychol 42 (6): 206–213

Grossmann KE, Grossmann K (1995) Frühkindliche Bindung und Entwicklung individueller Psychodynamik über den Lebenslauf. Familiendynamik (20) (2): 171–210

Heim E (1988) Coping und Adaptivität: Gibt es geeignetes oder ungeeignetes Coping? Psychother Med Psychol 38: 8–18

Hilakivi-Clarke L, Rowland J, Clarke R, Lippman ME (1994) Psychosocial factors in the development and progression of breast cancer. Breast Cancer Res Treat 29 (2): 141–160

Köhler L (1992) Formen und Folgen früher Bindungserfahrungen. Forum Psychoanal 8: 263–280

Kotler T, Buzwell S, Romeo Y, Bowland J (1994) Avoidant attachment as a risk factor for health. Br J Med Psychol 67: 237–245

Lewis M, Feiring C, McGuffog, Jaskir J (1984) Predicting psychopathology in six year olds from early social relations. Child Dev 55: 123–136

Lichtenberg JD (1991) Psychoanalyse und Säuglingsforschung. Springer, Berlin Heidelberg New York Tokyo

Mahler M (1983) Symbiose und Individuation. Klett, Stuttgart

Matas L, Arend R, Sroufe L (1978) Continuity in adaptation in the second year. The relationship between quality of attachment and later competence. Child Dev 49: 547–556

Maturana HR, Varela FJ (1987) Der Baum der Erkenntnis. Scherz, Bern

McKeown Th (1982) Die Bedeutung der Medizin. Suhrkamp, Frankfurt

Melzoff A, Gopnik A (1993) The role of imitation in understanding persons and developing a theory of mind. In: Baron-Cohen S, Tager-Flusberg H, Cohen DJ (eds) Understanding other minds. Perspectives from autism. Oxford Universities Press, Oxford GB

Orth-Gomer K, Unden AL (1990) Type A-behavior, social support, and coronary risk: interaction and significance for mortality in cardiac patients. Psychosom Med 52: 59–72

Papousek H, Papousek M (1979) Early ontogeny of human social interaction: is biological roots and social dimensions. In: Cranach M, Foppa K, Lepenies W, Ploog D (eds) Human ethology: claims and limits of a new discipline. Cambridge University Press, Cambridge, pp 456–490

Schaefer G (1992) Der Gesundheitsbegriff in verschiedenen Völkern. In: Trojan A, Stumm B (Hrsg) Gesundheit fördern statt kontrollieren. Fischer, Frankfurt

Schipownikow NB, Berioskin DP, Simonow NN (1980) Angstfaktor und Verlauf der postoperativen Periode bei Magen- und Mastdarmkrebskranken. Arch Geschwulstforschung 4: 369–374

Selvini-Palazzoli M, Boscolo L, Cecchin G, Prata G (1981) Paradoxon und Gegenparadoxon. Klett, Stuttgart

Simonow NN, Gnezdilow DP, Berioskin DP (1979) Some aspects of social and working rehabilitation of patients with gastrointestinal tumors after radical operations. Med Pediatr Oncol 7: 103–109

Spangler G, Zimmermann P (1995) Die Bedingungstheorie-Grundlagen, Forschung und Anwendung. Klett-Cotta, Stuttgart

Spiegel D (1994) Health caring: psychosocial support for patients with cancer. Cancer 74: 1, 453–457

Stern DN (1992) Die Lebenserfahrung des Säuglings. Klett-Cotta, Stuttgart

Stolorow R, Atwood G (1992) Context of being: the intersubjective foundations of psychological life. The Analytic Press, New Jersey

Varela F (1988) Erkenntnis und Leben. In: Simon F (Hrsg) Lebende Systeme. Springer, Berlin Heidelberg New York Tokyo, S 34–46

Watzlawick P, Beavin JH, Jackson DD (1969) Menschliche Kommunikation. Huber, Bern

Watzlawick P, Weakland JH, Fisch R (1974) Lösungen. Huber, Bern

Das Autonomiekonzept im Spannungsfeld der Krankheitsverarbeitung

R. Williges

Meine sehr geehrten Damen und Herren,

um Ihnen das Verständnis und eine Orientierung zu erleichtern, möchte ich einen Kurzüberblick über den Inhalt meines Vortrages geben:

Ich werde zunächst zum Bilek-Linemayrschen Autonomiekonzept meine Gedanken und Ergänzungsvorschläge machen, die für das Thema von Belang sind.

Der zweite Teil behandelt die Bedeutung des Autonomiekonzeptes für die Krankheitsbewältigungsproblematik.

Im dritten Teil werde ich meine Vorschläge zu den therapeutischen Umsetzungsmöglichkeiten der Erkenntnisse machen.

1. Mit dem letztjährigen Beitrag zum Autonomiekonzept wurde meines Erachtens ein wertvoller und entscheidender Fortschritt erreicht zur Emanzipation und weiteren Anerkennung der psychosomatischen Onkologie.

Die Beschreibung des Phänomens des Autonomiedefizits und die theoretische Verknüpfung mit den dafür in Frage kommenden nosologischen Erklärungsansätzen entsprechen weitestgehend meinen langjährigen psychotherapeutischen Erfahrungen mit den von mir behandelten Patienten und den daraus abgeleiteten Erkenntnissen.

Es ist in erster Linie ein großer Verdienst und Gewinn für die psychosomatische Onkologie, daß damit die immer wieder falsch interpretierte und mißverständliche Theorie zur sogenannten Krebspersönlichkeit überzeugend modifiziert wurde und durch die Differenzierung um das Autonomiekriterium als denkbarer psychogener Risikofaktor in der Bedeutung präzisiert wurde.

Ein weiterer Vorteil des bis jetzt herausgearbeiteten Autonomiekonzeptes ist es, daß es gute Vorraussetzungen bietet für die empirische Überprüfbarkeit und somit für eine dynamische Weiterentwicklung.

Mit kritischem Unterton möchte ich aber an den Tatbestand erinnern, daß es sich bei den Krebserkrankungen nach dem jetzigen wissenschaftlichen Kenntnisstand um multikausale Krankheiten handelt, bei denen auch denkbar psychogene Risikofaktoren im generalisierbaren Sinn wohl kaum allein in Betracht kommen. Hüten wir uns also in der Psychoonkologie vor einem insgeheimen Monokausaldenken durch die Hintertür!

Autonomie ist der Bewußtseinszustand eines Individuums, der es befähigt, zu realisieren, was sein Selbst zum Leben benötigt. Die Lebensbedürfnisse umfassen zunächst die primären Versorgungsbedürfnisse seines Körpers, dann seine psychischen und sozialen und schließlich die geistig-spirituellen. Das Autonomieprinzip des Menschen ist nichts anderes, als die geistige Kompensation seines evolutionsbedingt verlorengegangenen Instinktes. Dieser Steuerungsmechanismus in der Tierwelt dient auf geniale Weise dazu, der jeweiligen Art eine optimale Existenzerhaltung zu sichern. Der Mensch kann dies mehr oder weniger erfolgreich nur imitieren – wenn er schlau ist.

Dies muß er aber mühsam und oft schmerzlich erst durch Erfahrungen erlernen, und das in dem Maße um so mehr, je weniger er es durch günstige Sozialisationsbedingungen vermittelt bekam. Daß das Maß an erlebter Sicherheit und Zuwendung in der Kindheit durch das daraus resultierende Selbstwertgefühl und Selbstbewußtsein mit den daraus resultierenden Selbstverwirklichungsmechanismen in hohem Maße für ein Gesund-bleiben-können bis ins hohe Alter von Bedeutung sind, belegen eindrucksvoll die mir bekannten Ergebnisse einer relativ jungen Forschungsrichtung, der Gesundheitsforschung.

Das Autonomieprinzip berührt also unsere menschliche Existenz im allgemeinen, bekommt aber eine besondere Bedeutung für die Krebspatienten. Nur unter Krankheitsbedingungen erscheint die Beachtung desselben um so bedeutender für das Ziel, die bedrohte Lebensfähigkeit zu erhalten und und die Risiken zu überwinden. Dazu bedarf es begünstigender Lebensrahmenbedingungen.

Die Lebens- und Krankheitsgeschichte von LeShan's Pedro erscheint mir unter dem Autonomiegesichtspunkt allein nicht übertragbar auf die vielen alltäglichen Krankengeschichten, aber sie verdeutlicht meines Erachtens den Ergänzungsbedarf um weitere bedeutsame Dimensionen, die mit dem Autonomiekriterium aber eng verknüpft sind:

Die Frage nach dem
individuellen Selbstwerterleben, dem
Lebenssinnerleben und der individuellen Vernetzung in
emotionalen und sozialen Beziehungen.

Nach meinem Verständnis ist der Grad von Autonomiefähigkeit eine Folge dieser in der Sozialisation prägenden Einflüsse. Er ist im gesamten Lebenslauf für die Erhaltung von körperlicher und psychischer Gesundheit von großer Bedeutung.

So könnte Pedro's Leben in der Straßengang bereits ein notdürftiger Ersatz für die fehlende emotionale und soziale Bindung in der Familie und damit für die Realisierungschancen eines Lebens im „Wahren Selbst" gewesen sein. Ich kann nur vermuten, daß ein solches Leben auch durch vielerlei bekannte biochemische Risikofaktoren bestimmt gewesen sein wird, wie Mangelernährung, Drogenkonsum u. ä. Dennoch fand er als Jugendlicher eine Identität und für seine Verhältnisse einen gewissen Lebenssinn in der Gemeinschaft, da dies alles immer noch im Interesse seiner aktiven Überlebensstrategie stand und damit seinen Lebensinteressen diente. Was hatte er aber als Erwachsener für eine Lebensperspektive in der amerikanischen Leistungsgesellschaft, einmal unabhängig vom Verlust seiner Bandenkameraden?

Dann wäre der später realisierte Beruf als Feuerwehrmann zwar eine Variante des Lebens im „Falschen Selbst", aber in Verbindung mit einer geregelten Existenzsicherung, Lebenssinn und sozialer Integration.

Der Weg zum Feuerwehrmann verlief über den persönlichen, und ich vermute sehr väterlich-fürsorglichen Kontakt und die Beziehung zu LeSan, dann über eine neue Lebenszielstrategie und über neue Sozialkontakte in der Ausbildungszeit. Ich selber kenne ähnliche Krankheitsverläufe aus der Literatur (Möhring) und meiner eigenen Therapieerfahrung, in denen das alte Leben im „Falschen Selbst"scheinbar restauriert wurde, aber sich doch im Erleben der Betroffenen durch eine neue Sinnhaftigkeit und andere Beziehungsqualität auszeichnete.

Was scheinbar gleich im Verhalten erscheint, könnte in Analogie zur Differenzierung zum psychogenen Risikoverhalten im Bilek-Linemayrschen Autonomiekonzept hier auf einer neuen Selbstwertkonzeption beruhen, als Folge der erlebten Fürsorge, Respektes und Wertschätzung von Mitmenschen auch infolge der Erkrankung.

Aus all dem meine ich den Bedarf zu erkennen, das Autonomiekonzept um die Faktoren Lebenssinn, soziale Beziehungen, Körperbeziehung und Eigenverantwortung mit Fürsorge für sich selbst zu ergänzen.

Es ist sicherlich hilfreich für das allgemeine Verständnis, aber nicht unbedingt notwendig, ein Autonomiedefizit in der Äthiologie der Erkrankten zu unterstellen. Das Autonomiekriterium für sich allein besitzt einen hohen Stellenwert in der Krankheitsbewältigung und für die Heilungschancen. Erst, wenn der Mangel an Autonomie und Selbstbeachtung einen eingesehenen notwendigen alternativen Weg vereitelt, stellt sich der Bedarf nach Klärung der Ursachen durch Bearbeitung der Selbstwert- und Lebenssinnfrage.

2. Auch und gerade die Situation nach einer Krebsdiagnose und -behandlung erfordert Bewältigungsleistungen zur Aufrechterhaltung der Lebensfähigkeit und zur Wahrung von Lebensinteressen. Aber der Status als Patient beeinträchtigt und reduziert autonome Ansprüche, wie es der Begriff „Patient" ja ausdrückt.

Das im Thema enthaltene Spannungsfeld erstreckt sich auf dem Hintergrund der Krankheitsbewältigungsproblematik der Krebserkrankten meines Erachtens auf folgende Bereiche, die ich thesenmäßig zunächst erwähnen möchte:

- Krankheit und Krankheitsbewältigung unterliegen als besondere Ereignisse demselben natürlichen Spannungsfeld, in dem das menschliche Leben existiert. Beim Realisierungsversuch der Lebenserhaltung spielen Kommunikation, Beziehungsfähigkeit und die Bewertung derselben für die Lebensinteressen eine ausschlaggebende Bedeutung.
- Die Erfahrung der akut vorhandenen Todesgefahr in Verbindung mit der aktuellen Endlichkeitserfahrung führt für die Krebserkrankten zu einem „Sturz aus der normalen Wirklichkeit" (Gerdes) mit einer daraus resultierenden speziellen Eigendynamik in der alltäglichen Lebensbewältigung, was die Autonomiefrage in ganz entscheidendem Maße beeinflußt.
- Es stellt ein Dilemma dar, wie ein Betroffener aus einem vermeintlichen Falschen-Selbst-Zustand bei der so existenziell bedeutsamen Krankheitsbewältigung den veränderten Erfordernissen für seine körperlichen und psychosozialen Bedürfnisse gerecht werden kann, zumal diese Anpassungsleistung die veränderten Lebensbedürfnisse zum Maßstab haben müßten.
- Jedes Individuum lebt im Spannungsfeld zwischen sozialen Rahmenbedingung und seinen individuellen Lebensbedürfnissen und Lebenswünschen. Das Maß der individuellen Unabhängigkeit von diesen sozialen Existenzbedingungen bedingt den individuellen Spielraum für autonome Varianten. Dieser verändert sich in einem ganz speziel-

lem Maß mit einer Krankheit und der daraus resultierenden Abhängigkeit .

- Das vorherrschende Krankheitsparadigma der offiziellen Onkologie drängt den Patienten in eine Rolle, die durch Passivität, Entmündigung, Ohnmacht, Fremdbestimmtheit und Ausgeliefertsein charakterisiert ist. Obendrein falsch ist dabei der Alleinvertretungsanspruch für die Behandlungsrelevanz und gegen die Mitbeteiligungsmöglichkeiten des Patienten selbst. Dies sind eindeutig der Autonomie entgegenlaufende Tendenzen.

In Anbetracht der immensen Erschütterung des gesamten Lebensgebäudes infolge einer Krebserkrankung, der Lebenskonzeption und der unmittelbaren Krankheitsfolgen muß man sich doch fragen, wieso das Klagepotential mehrheitlich so gering ist. Hierin sehe ich zuallererst ein Indiz für ein Selbstwert- und Autonomiedefizit:

Das Auffallendste an Krebspatienten ist, daß sie so unauffällig sind.

Dennoch leiden sie mehrheitlich nach meiner Erfahrung – insgeheim – bis zur Verzweiflung an sich und dem Leben, mit immer stärker werdendem Maß, je größer der zeitliche Abstand zur Primärbehandlung wird :

Krebspatienten leiden mehrfach:

- An ihrer Selbstüberforderung durch einen inadäquaten Anpassungsdruck zu Lasten der körperlichen Resourcen
- An ihrer Pseudoautonomie als Bescheidenheit und dem Schuldgefühl, für andere eine Belastung und Zumutung zu sein
- An der ständigen Existenzbedrohung mit Rezidivängsten, was aber meist für sich behalten wird
- An ihren Behandlungsfolgen mit ausgeprägter chronifizierter Selbstwertstörung mit der Angst vor sozialer Isolation.

In diesem Phänomen der großen Diskrepanz zwischen dem Erleben und dem gezeigten Verhalten liegt u.a. ein Erkenntnisdilemma für die Grundlagen der psychosomatischen Onkologie, daß diese Störungs- und Belastungspotentiale sich weitestgehend nur in vertraulichen und persönlichen Kontakten offenbaren, wenn der Patient ein ausreichend hohes Vertrauens- und Sicherheitsgefühl gewonnen hat.

Deshalb bleiben die methodisch saubersten objektiven Fragebogenstudien mit guten Reliabilitätskriterien in ihrer Aussagebedeutung immer noch anzweifelbar, weil Patienten sich eher nach sozialer Erwünschtheit (vgl. „Falsches Selbst"), nach eigenem Ideal darstellen und die Abwehr gegen erlebte psychische Leidensgründe wirksam bleiben. In der Literatur gibt es für dieses Phänomen mehrfache Hinweise und Bestätigungen unter anderem von Huggan und LeShan (in einer seiner frühen Publikationen), die eine verzerrte Selbstdarstellung in Fragebögen erbrachte, wie auch eine große Diskrepanz in der Angabe von Belastungserlebnissen zwischen einer Fragebogenerhebung im Vergleich zu Inhalten von therapeutischen Gesprächen.

Aus der gleichen Dynamik heraus verhalten sich Krebspatienten gegenüber psychologischen Hilfs- und Behandlungsangeboten zunächst äußerst reserviert. Einerseits mag dies mit der bedrohlich erlebten Stigmatisierung zusammenhängen, zur körperlichen Defiziterfahrung obendrein auch noch in den Dunstkreis der Psychiatrie zu geraten, andererseits ist das Behandlungsangebot auch sehr unüblich, wenig speziell und wenig pragmatisch im Sinne einer menschlich verpackten Lebenshilfe, ganz zu schweigen von dem Mangel an Interesse und Sensibilität für dieses Problem bei der überwiegenden Zahl der akutbehandelnden Onkologen.

Kurzum, sowohl wegen Anteilen, die in den Patienten gefunden werden können als auch durch die gesellschaftlichen Bedingungen, ist ein Zugang zur Psychotherapie nach Krebs und den damit möglichen angemessenen Hilfen nebst Informationen über den tatsächlichen Leidensdruck und Behandlungsbedarf weitestgehend verstellt.

Hier könnte sich nach dem Autonomiekonzept für die Betroffenen der circulus vitiosus bereits schließen:

- Mangels Autonomie gibt es scheinbar keinen Behandlungsbedarf
- Mangels Forderungen und Klagen gibt es kein Behandlungsangebot
- Mangels anerkannter Behandlungserfahrung gibt es keine Indikationserkenntnisse
- Mangels Indikationserkenntnissen gibt es keine Behandlungskonzepte zum Autonomiedefizit.

Wie , wo und durch wen, frage ich hier, kann ein Krebspatient unter den derzeitig geltenden Bedingungen im Gesundheitswesen seine Lebensmelodie oder wahre Identität entdecken lernen um bessere Genesungschancen zu bekommen?

Meine Erfahrungen sind, daß Krebspatienten, die nach einer Primärbehandlung mit relativ guten Überlebenschancen entlassen wurden, in einem aussichtslos erscheinenden Dilemma leben:

Sie versuchen, so schnell wie möglich wieder der/die Alte zu sein und ihre prämorbide Lebensdynamik zu restaurieren unter Verleugnung und

Ignorierung ihrer veränderten Körper- und Lebensituation.

Die emotionale Belastung der Angehörigen verarbeiten sie meist defizitär mit Schuldgefühlen und Wiedergutmachungsversuchen.

Sie stellen an sich selbst den Anspruch, so wie früher wieder etwas leisten zu können und den Erwartungen und Rollen gemäß wieder funktionieren zu können und nehmen dies als Maßstab für ihren Genesungsgrad und Gesundheitsstatus.

Dabei verkennen sie völlig – wie leider viele Ärzte heutzutage auch noch –, daß eine Krebserkrankung eine chronische Erkrankung ist und keine Akuterkrankung:

- Das veränderte Krankheitsmodell der chronischen Erkrankungen läßt einen posttherapeutischen status qou ante nicht zu.
- Chronische Erkrankungen hinterlassen auch nach einer Therapie immer einen irreparablen Schaden oder Defekt im Organismus, der zu einer adäquaten Anpassung zwingt. Dies zu ignorieren durch einen Lebensstil wie zuvor, würde bedeuten, den Körper in seiner Einschränkung in weit höherem Maß zu überfordern, als dies oft schon vor der Erkrankung der Fall war.

Diese problematische und falsche Bewältigungsstrategie ist bei den meisten Krebspatienten besonders ausgeprägt und bewirkt, daß sie schon nach kurzer Zeit allein dadurch in einen reaktiven Leidenszustand geraten. Erschöpfung, Nervosität, Selbstzweifel, Schlafstörung, psychovegetative und psychosomatische Symptome und Erschöpfungsdepression bis zur aktualisierten neurotischen Depression mit reaktiver Überlagerung sind häufig die Auswirkungen. Sie werden meist nicht als Ausdruck dieser Fehlstrategie erkannt und mit Psychopharmaka zu behandeln versucht, was in den Patienten die Phantasie verstärkt, daß sie diese Störungen eigentlich nicht haben dürften.

„Warum können sie nicht glücklich sein und zufrieden, daß sie noch leben, zumal der Krebs doch wegoperiert wurde?“, fragen sich ebensoviele Betroffene wie Angehörige.

Diesem Erwartungsdruck an Selbstverleugnung ist der Betroffene auf Dauer nicht gewachsen und kann ihn letztlich nur auf Kosten seiner Körperresourcen abbauen.

Wenn man Gelegenheit hat, die wirklich erlebte Biographie dieser Patienten kennenzulernen, berichten sie überwiegend von prämorbiden Selbst- und Fremdüberforderungserlebnissen mit innerer Verzweiflung bis zu larviert depressiv/suicidalen Stimmungslagen durch einen damit verbundenen fortschreitenden Lebenssinnverlust. Damit wiederholt sich in der Nachklinikzeit ein körperfeindliches Überforderungsproblem, nur jetzt in chronifizierter Form.

Neben ausgeprägten Sozialisationsdefiziten beeindrucken schwere Selbstwertkränkungen, oder eine reale Bewertungserfahrung nur nach erbrachter Leistung. Sie erlebten nur eine bedingte Akzeptanz ihrer Existenz im sozialen Gefüge oder eine abwertende Nur-Duldung, was dann als Krisenmanagement ein Kompensationsbestreben hervorbrachte in Form einer depressiven Dynamik. Nur wurde dieses ursprünglich adäquate Krisenmanagement zur Aufrechterhaltung der Identität und Überlebensfähigkeit nie mehr im weiteren Lebensverlauf hinterfragt oder revidiert.

Der Patient erlebt sich auch als Erwachsener weiter minderwertig wie das ungeliebte Kind, das er mal war. Diese erlebte und gelebte Selbstabwertung führt dann zu beschriebenen Leben im „Falschen Selbst" (Winnicott) und zu einer analog gestörten Beziehung zum eigenen Körper oder Leiblichkeit.

Dabei zeigen sich nicht selten autoaggressive Verschärfungen inform masochistischer und offen selbstschädigender Symptome. Unbewußt setzt der Betroffene die im Kindes- und Jugendalter erlittene Mißachtung emotionaler Lebensbedürfnisse durch eine entsprechende schlechte Selbstbehandlung fort. (Hier muß die Analogie erwähnt werden zwischen der autoaggressiven Dynamik und der autoaggresiven Charakteristik der Erkrankung.)

In Ergänzung zum Bilek-Linemayrschen Autonomiekonzept ist das Streßpotential als Krankheitsrisikofaktor also nicht nur in der Erlebensdiskrepanz auf der kognitiv-psychischen Ebene zu sehen, sondern ganz bedeutsam für den weiteren Krankheitsverlauf und seine biologischen Existenzbedingungen auf der körperlichen. Das Autonomiekriterium ist in erster Linie an der Grundversorgung der biologischen Lebensbedürfnisse des Organismus zu messen und dann erst auch an den sublimierten und analogen geistig-psychologischen Selbstverwirklichungskriterien. Ein Selbstverwirklichungskonzept bei gleichzeitigem körperlichen Raubbau und psychischer Verausgabung kann demnach kein autonomes sein.

Hier stellt sich zunächst diagnostisch die wichtige Frage, was den wesentlichen Unterschied einer Lebensweise im „Wahren Selbst" im Gegensatz zum Leben im „Falschen Selbst" ausmacht. Das Selbst ist der umfassende Begriff gegenüber dem bewußten Ich-Zustand, ergänzt um die emotionalen, körperlichen und unbewußten Anteile. Das „Wahre Selbst" wäre demnach ein Bewußtseinszustand, bei dem das Ich in stimmiger Kommunikation zu seinen essentiellen und damit auch körperlichen Lebensinteressen steht:

Das Ich stünde in einer fürsorglichen Beziehung zu seinem Körper-Selbst und würde dessen Lebensinteressen bei allen Ich-Leistungen mitberücksichtigen.

Für mich drängt sich hierbei regelrecht die Analogie zu einer Mutter-Kind-Beziehung auf, die möglicherweise als Introjekt im Individuum weiter perpetuiert wurde. Im „Falschen Selbst" – Zustand verdrängt oder vernachlässigt das Ich die Mitbeachtung eigener essentieller Lebensbedürfnisse und bleibt überwiegend fixiert auf die Erfüllung von Fremderwartungen in der Hoffnung, dadurch die als lebenswichtig eingestufte Zuwendung und Wertschätzung zu erreichen, auf Kosten der Primärbedürfnisse.

Um in dem Bild zu bleiben: Das Ich opfert für seine Ziele die Interessen seines Körpers und nimmt duldend dessen Leidens- und Mangelzustand in Kauf.

Ich erinnere in diesem Zusammenhang – als Gegensatz dazu – an die Ausdrucksweise für Lebensweisheit in der japanischen Sprache: „Der, der im Bauch (Hara) lebt."

Das Ausmaß einer bedarfsgerechten Beachtung körperlicher lebensbedeutender Grundbedürfnisse ist ein pragmatisches, da leicht überprüfbares Kriterium auf der Verhaltensebene für das erreichte Maß an Autonomie.

3. Ich möchte an dieser Stelle den theoretischen diagnostisch-analytischen Teil abkürzen und noch auf die möglichen Konsequenzen für adäquate psychotherapeutische Interventionen zu sprechen kommen.

Die Möglichkeiten für eine ergänzende psychotherapeutische Behandlung von Krebspatienten bewegen sich in einem weiteren Spannungsfeld zwischen dem krankheitsspezifischen Bedarf des Patienten und dem von Therapieschulen und ihren Konzepten bestimmten Behandlungskonditionen.

Keines der meines Erachtens relevanten Behandlungskriterien wird von den maßgeblichen Therapieschulen umfassend und ausreichend im jeweiligen klassischem Therapiesetting abgedeckt:

- Verlust- und Krisenbewältigung (Focaltherapie)
- Autonomie (GT)
- Falsches Selbst (Psychoanalyse)
- Sozialverträgliche Selbstbehauptung (VT)

- Abschied von und Aussöhnung mit Verlusterlebnissen und ungelebten Lebenszielen (Canacakis)
- Beziehungsbewußtsein zur eigenen Leiblichkeit (AT, Focusing)
- Lebenssinn und Lebensinhalt (Logotherapie)
- Spiritualität und Gläubigkeit
- Introjekt und Projektion (Psychoanalyse)
- Selbstfindung und Sinnlichkeit (MT, MalT)
- Bewältigung von Kindheitstraumen (GT, TA, Psychoanalyse)
- Kindheit und Körperbeziehung (TA)

Das psychotherapeutische Angebot hat vor allem die Aufgabe, den in seiner Lebensdynamik gefangenen und durch die Erkrankung in eine Lebenssinnkrise geratenen Krebspatienten aus der beschriebenen Selbstentfremdungsspirale herauszuhelfen.

Für mich ist es dabei von besonderer Bedeutung, daß die leichte Kränkbarkeit und Verletzlichkeit in Bezug auf verläßliche Beziehungen einen ersten Rang hat. Erst in vertraulicher und zuverlässiger Beziehung und unter entsprechenden Rahmenbedingungen findet er die Vorraussetzung, seine psychischen und körperlichen Wunden zu beklagen und Trauerarbeit leisten zu können.

In Bezug auf die wünschenswerte Überwindung des „Falschen Selbst"-Zustandes bedarf es in der Biographiearbeit der Aktualisierung erlittener Traumen und Beziehungskrisen, um über die nachgeholten adäquaten Reaktionsformen wie Wut und Trauer eine Verarbeitung der Defizite zu ermöglichen durch ein Abschiednehmen vom unerfüllten Erhofften und Benötigten. Erst dadurch kann es zu einer Veränderung des Selbstwertkonzeptes kommen, zu einer Aussöhnung mit dem Schicksal durch die so erworbene Fähigkeit, das neue Veränderte annehmen zu können. Nur wenn das alte Lebensgefühl losgelassen und verabschiedet wurde, kann das neue angenommen werden.

Dann erst kann durch einen Prozeß, den ich emotionale Neubesetzung des Körper-Ichs nenne, aus dem Selbst ein „Wahres Selbst" erwachsen und nachreifen.

Wieder in Analogie zu den oft erlebten Sozialisationsdefiziten benötigt der Krebspatient das Maß an emotionaler Zuwendung und Sicherheit in der Behandlung, die er in der Kindheit oft entbehren mußte und die ihn daran hinderten, auf diese Weise seine Wertigkeit und den Respekt erleben und verinnerlichen zu können.

Psychotherapeutische Behandlungsangebote sollten folgende Therapiequalitäten erfüllen:

- Bedingungslose Akzeptanz und Wertschätzung der Person
- Offenheit und Echtheit in der Beziehung
- liebevolle, nährende Zuwendung („Der Therapeut als geliehener Freund")
- Deutungsangebote aus der Rolle des „Anwalts für den Körper"
- Sicherheit und Zuverlässigkeit als Vorraussetzungen für Trauerarbeit
- Lebens- und Selbstverständnishilfen
- Kommunikationshilfe zum Körper und zum sozialen Umfeld
- Hilfen durch Aufklärung über eigene Beeinflussungsmöglichkeiten der Befindlichkeit.

Ein indirektes, aber sehr wertvolles, da integratives Verfahren ist zum Beispiel das Autogene Training, wenn man es nicht nur als Streßbewältigungsverfahren vermittelt, sondern zur Einübung in positiver Körperbeziehung, selbstgemachter Wirklichkeit, Kontrollattribution, Selbstwerttraining, Abgrenzungsfähigkeit und Eigenverantwortung neben den vielen vorteilhaften vegetativen Vitalfunktionen: Alles wichtige Bausteine zur Entwicklung oder Stärkung eine Autonomiefähigkeit.

In der Begleitung und Therapie gilt: Nicht was man sagt, sondern wie man es gemeint hat, aus welchem Motiv heraus (fürsorglich vs. belehrend), macht die Wirksamkeit und Hilfe für die Betroffenen aus.

Ich erinnere in diesem Zusammenhang an das Gebot der eigenen Bescheidenheit und Demut als Ausdruck der Erkenntnis, daß ein menschliches Hilfsangebot immer nur ein fragmentarisches Bemühen sein kann angesichts der Todesbedrohung, um dem unermäßlich komplizierten Leben nutzen zu können.

Nachbetrachtung

Wir psychoonkologisch Tätigen erleben täglich die beeinträchtigenden Arbeitsbedingungen durch ein sich naturwissenschaftlich definierendes Gesundheitssystem, durch die eine autonome Entwicklung psychosomatischer Konzepte erschwert wird.

Diese sich mir aufdrängende Parallele und Analogie unserer Berufssituation zu der überzufällig häufig anzutreffenden Lebensproblematik der Krebspatienten veranlaßt zu diesem kurzen Verweis auf die Metaebene unserer Problematik.

Angesichts der erschwerten Anerkennungsproblematik psychosomatisch denkender und arbeitender Onkologen könnte diese Dynamik unbewußt auf die Therapieziele und -ambitionen projiziert werden. In dem wie immer gut gemeinten Bemühen, das im Patienten ausgemachte Autonomiedefizit nun beherzt und engagiert zu minimieren, könnte eine Ablenkungsstrategie von eigener Ohnmacht, erlebter Abwertung und mangelnder Beachtung liegen.

Zweifellos können auch unvollkommene Autonomiefähigkeiten in der Person des Helfers allein zu einer solchen Projektion führen.

Ich will dies aber nicht nur als psychoanalytische Deutung verstanden wissen, sondern auch als politische Ermutigung zu einem autonomen Ausweg, sich in Zukunft durch vermehrt durchgeführte therapiebegleitende kontrollierte Studien der offiziellen Onkologie gegenüber zu behaupten, damit die Psychoonkologie als psychosomatische Onkologie selbstverständlich und gleichwertiger Bestandteil in der Onkologie anerkannt werden muß.

Krankheitsverarbeitung bei Patienten auf einer chirurgisch-onkologischen Station

B. Kreuziger und **E. Mörwald**

Inhalt unseres Vortrags ist die Sichtweise zweier Krankenpflegepersonen zu diesem Thema.

Gleich zu Beginn wollen wir anmerken, daß sich unsere eigenen Wahrnehmungen ausschließlich auf den Zeitraum der stationären Aufenthalte beschränken. Alle anderen Informationen beziehen wir aus den Gesprächen mit Betroffenen und deren Angehörigen.

Aus diesen Gesprächen wissen wir, daß die „Umgebung Krankenhaus" oftmals als ein wesentlicher Faktor in die Krankheitsverarbeitung einwirkt.

Bei der Vorbereitung zu diesem Vortrag war es für uns sehr schwierig aus der Fülle von Erlebnissen und Eindrücken, die wir aus unserer Erfahrung bei der Arbeit mit erwachsenen Krebskranken haben, einen roten Faden für dieses Thema zu finden.

Krankheitsverarbeitung zeigt sich für uns als sehr individuell und vielschichtig. Sie ist in jedem Fall davon abhängig, wie jemand bisher mit Krisensituationen umgegangen ist.

Die Lebenseinstellung, das bisher geführte Leben und das soziale Umfeld spielen eine wesentliche Rolle wie Krankheit gesehen und bearbeitet wird.

Im stationären Bereich erleben wir den Umgang mit der Krankheit als Bewältigungsversuch existentieller, massiver Ängste.

Das Warten auf den endgültigen histolog. Befund bei der Erstaufnahme wird von vielen Patienten als die „schlimmste Zeit ihres Lebens" bezeichnet.

Das Spektrum der Bewältigungsversuche reicht von „wie gelähmt sein vor Angst" bis hin zu massiven Schuldzuweisungen „mein Freund hat mich in die Brust gebissen, sollte ich wirklich krank sein ist er an allem Schuld".

Der Angehörige ist zu diesem Zeitpunkt Betroffener, er ist nur selten in der Lage, Unterstützung zu geben.

Ist die Diagnose gesichert, sind die wesentlichen Fragen um die es sich ab nun sowohl für den Betroffenen als auch für seine Angehörigen dreht und die immer und immer wieder zu klären versucht werden, Fragen über Tod, Sterben, Beeinträchtigungen und Leiden durch die Erkrankung.

Über Beeinträchtigungen der Lebensqualität und Nebenwirkungen der Therapie will der Großteil unserer Patienten präzise informiert werden.

Einschränkungen der Lebensqualität durch Operationen werden trotzdem erst nach und nach bewußt. Wenn ein Eingriff sehr rasch durchgeführt werden mußte, dauert es oft Wochen, bis der Patient das Ausmaß aller Beeinträchtigungen bewußt erlebt.

Es ist für ihn sehr schwierig, trotz mehrmaliger ausführlicher Gespräche, die für ihn wesentlichen Informationen aufzunehmen und zu behalten. Da es ihm unmöglich ist zukünftige Probleme als solche zu erkennen, sind viele Dinge für ihn nicht erfragbar.

Aussage eines Patienten: „Es wird sich alles finden."

Wir werden deshalb oft mit Fragen zu einem Zeitpunkt konfrontiert, von dem man annehmen müßte, daß der Patient bereits längst gelernt hat mit seinen Behinderungen umzugehen.

Eine weitere Schwierigkeit besteht darin, daß der Kranke nicht mehr stationär aufgenommen ist und dadurch die Hemmschwelle, sich wieder an uns zu wenden, sehr groß ist. Viele fühlen sich in dieser Situation alleine gelassen.

Das Angebot von Selbsthilfegruppen wird zu diesem Zeitpunkt noch kaum in Anspruch genommen.

Anders verhält es sich bei Chemotherapie. Einer Chemotherapie stehen die Patienten bestenfalls mit gemischten Gefühlen gegenüber, zumeist haben sie jedoch große Vorbehalte.

Hier werden die Auswirkungen unmittelbarer erfragt und erlebt.

Angst und Zweifel, die richtige Therapieentscheidung getroffen zu haben, lassen oft die Angst vor dem eigenen Tod kurzfristig in den Hintergrund treten.

Obwohl jedem Menschen klar ist, daß die Frage der Lebenslänge nie beantwortet werden kann, wird sie uns immer wieder gestellt. Dies ist ein Punkt, der den Krebskranken wesentlich von Patienten mit anderen chron. Erkrankungen unterscheidet.

Auch ist es unserer Erfahrung nach ein Irrtum anzunehmen, daß sich alte Menschen in dieser Situation wesentlich anders verhalten als jüngere Menschen.

Ältere Menschen haben sich größtenteils bereits mit dem Ende ihres Lebens auseinandergesetzt, sind aber trotzdem durch den Ausbruch einer Krebserkrankung zutiefst betroffen und fühlen sich um einen ruhigen Lebensabend betrogen. Es zeigt sich wie bei Menschen in mittleren Lebensjahren häufig Frustration, zwar viele Jahre am Leben gewesen zu sein, aber noch nicht „wirklich" gelebt zu haben.

Bei jüngeren Menschen kommt zu dem noch die Angst, nicht mehr lange genug zu leben, um nahe Angehörige z. B. Kinder zu versorgen und aufwachsen zu sehen.

Die Frage „Warum gerade ich" wird zum Leitgedanken.

Obwohl manchen unserer Patienten die negative Energie, die hinter diesen Gedankengängen stecken kann, bewußt ist, können sie sich nicht davon lösen.

Nicht nur, daß es dadurch unmöglich wird, kleine Erfolgserlebnisse wahrzunehmen, führt dieses Verhalten zu keiner tiefgreifenden Änderung der Lebenssituation.

Banalitäten werden zum Problem, auftretendende Schwierigkeiten werden mit Hilflosigkeit oder Aggression beantwortet. Wesentliche Entscheidungen werden nicht getroffen oder anderen zugeschoben. Diese Verhaltensweisen können sich bis zu einer deutlich ausgeprägten Regression steigern.

Wir sehen, daß diese Art des Umgangs mit der Erkrankung auch für Angehörige enorm schwierig ist. Sie reagieren zum Teil mit Aggression, Schuldgefühlen, Hilflosigkeit oder Rückzug.

Indem sie das Pflegepersonal zu besonderer Sorgfalt und Zuwendung dem Kranken gegenüber drängen, versuchen Angehörige vielfach ihre eigenen Ohnmachtsgefühle zu vermindern.

Dieses Muster in der Krankheitsverarbeitung gehört für uns zu den Kräfteraubendsten überhaupt.

Die Unfähigkeit des Kranken, Wünsche und Bedürfnisse zu artikulieren und Entscheidungen zu treffen, birgt für uns die Gefahr, das „Leben" des Patienten in die Hand zu nehmen und nach unseren Vorstellungen gestalten zu wollen. Die dadurch zwangsläufig auftretenden Probleme führen in Folge beim Pflegepersonal zu ähnlichen Empfindungen wie bei Angehörigen.

Unzählige Supervisionen und Teamgespräche wurden und werden

sicher auch in Zukunft dafür verwendet, diese Form der Krankheitsverarbeitung anzusprechen und zu bearbeiten.

Die Stadien des Reifeprozesses wie von Elisabeth Kübler-Ross beschrieben bemerken wir sowohl bei Patienten als auch bei deren Angehörigen.

Das unterschiedliche Durchlaufen der einzelnen Stadien führt oftmals zu Unverständnis und Kommunikationsschwierigkeiten.

Das Stammpersonal unserer Station kennt die einzelnen Stadien des Reifeprozesses. In der Praxis haben wir aber immer wieder Probleme damit, die Lage einzuschätzen, den Wechsel der einzelnen Stadien auszuhalten und unser Vorgehen danach auszurichten.

Bei neuen Mitarbeitern und Schülern, die den Reifeprozeß noch nicht kennen, kommt es häufig zu Mißverständnissen mit Patienten, Angehörigen, aber auch mit dem Stammpersonal.

Täglich ist das Personal mit den sich daraus ergebenden Konflikten befaßt. Der Vielfältigkeit der Konfliktmöglichkeiten sind keine Grenzen gesetzt.

In der Regel wird von uns das Wahrnehmen einer Vermittlerrolle erwartet.

Nun möchten wir auf die Wechselwirkung zwischen Krankheitsbewältigung und familiären Beziehungen noch näher eingehen.

Einerseits sehen wir immer wieder, wie der Ausbruch einer schweren Erkrankung dazu beiträgt, Beziehungen zu festigen und zu vertiefen. So mancher Lebenspartner wächst über sich hinaus.

Die Unterstützung erfolgt in einem Ausmaß, wie sie selbst die Betroffenen nie für möglich gehalten hätten. Bis hin zu Dingen wie dem Versorgen von Colostomien, intermittierendem Einmalkatheterismus und ähnlichem versuchen Angehörige dem betroffenen Partner zu helfen.

Auch das Verhältnis zu den Kindern verändert sich, Gespräche werden offener und Kontakte intensivieren sich.

Andererseits kommt es aber auch zu Beziehungskrisen bis hin zur Trennung.

Durch die Tatsache, an Krebs erkrankt zu sein, schaffen es viele Betroffene, für sie längst überfällige Veränderungen in ihrem Leben vorzunehmen. Die Krankheit bedeutet für sie einen derartigen Einschnitt in ihrem Leben, daß sie den erforderlichen Mut dafür nun doch aufbringen. Dies ist meist der Beginn eines schwierigen und zum Teil schmerzhaften Weges.

Die Erfolgsaussichten sind oft nicht abschätzbar.

In manchen Partnerschaften allerdings, fällt dem Krebs eine wichtige Rolle zu. Nicht nur, daß er zum eigentlichen Lebensinhalt wird, übernimmt er die Funktion einer dritten Person in einer Paarbeziehung.

Eine Schwester aus dem Ambulanzbereich drückte die familiäre Situation einer uns bekannten Patientin treffend aus: „Diese Familie geht mit dem Krebs um, wie mein Mann und ich mit unserem Kind."

Die Kommunikation zwischen den Partnern dreht sich ausschließlich um die Krankheit.

Äußerungen wie „Ich und mein Krebs" werden oft als Druckmittel verwendet um mehr Aufmerksamkeit, Zuwendung und Rücksichtnahme vom Lebenspartner zu erzwingen.

Eine unserer Patientinnen bedarf immer dann stationärer Aufnahme, wenn sich ihr Mann auf Geschäftsreise befindet.

Wir kennen viele Patienten, die versuchen, mit ihrer Erkrankung auf andere Art und Weise zu Rande zu kommen. Es werden Methoden aus der Esoterik, Meditation, körperorientierter Selbsterfahrungs- und Selbsthilfegruppen zur Hilfe herangezogen. Einige Patienten beginnen mit ambulanter Psychotherapie.

Alle unserer Patienten sind über die diversesten Angebote zur „Krebstherapie" informiert.

Sie beziehen ihre Informationen aus Medien, Mundpropaganda und verschiedensten Arztbesuchen. Mit nahezu detektivischem Spürsinn reisen viele durch das gesamte deutschsprachige Ausland und versuchen, alternative Therapieformen ausfindig zu machen.

Manchmal werden wir um eine Stellungnahme zu den unterschiedlichen und zum Teil sehr kostspieligen Behandlungsvorschlägen gebeten. Positive und negative Erfahrungen werden auch an uns weitergegeben.

Zu einer Stellungnahme sehen wir uns selten in der Lage. Wir versuchen, alle uns bekannten Erfahrungen weiterzugeben und nötigenfalls Kontakte zu Ärzten und anderen Betroffenen herzustellen.

Oftmals ist die Energie, mit der die Patienten ihr Leben meistern, außergewöhnlich.

Der Wille, der Erkrankung zu trotzen, drückt sich in folgendem Zitat aus:

„Täglich sage ich zu meinem Krebs – wenn du mich sterben läßt, stirbst du mit mir."

Zur Motivation wird oft auch der Vergleich mit anderen Betroffenen herangezogen:

„Ich habe schon so viele sterben gesehen, aber sie sind alle nach mir gekommen."

Die Patienten, die ihr Leben ab dem Zeitpunkt der Diagnosestellung in die Hand genommen haben und im Einklang mit ihren Vorstellungen leben konnten, haben bei uns großen Eindruck hinterlassen. Das Zusammensein mit diesen Menschen ist für uns eine enorme Bereicherung.

Eine wichtige Erfahrung für uns ist, zu sehen, daß Krankheitsbewältigung in dieser Form möglich ist.

Sätze wie: „Ich kann mit Menschen nichts anfangen, die immer – ‚ach hätte ich nur' – sagen, ich habe das Wort ‚hätte' aus meinem Wortschatz gestrichen; ich habe mir meine Wünsche immer erfüllt", haben sich sehr tief in unseren Gedanken verwurzelt.

Aus diesem Grund ist es für uns ein leichtes, auf die Frage, wie wir tagaus, tagein mit diesen Patienten arbeiten können, eine Antwort zu wissen.

Bewältigung meiner Krebserkrankung durch Psychotherapie

I. Wilhelm

Das Tagungsthema heuer lautet „Krankheitsverarbeitung bei Krebs". Ich hatte Krebs, ich konnte meine Krankheit verarbeiten, und ich bin nicht nur am Leben, sondern ich fühle mich heute wesentlich lebensfähiger als vor Ausbruch der Krankheit.

Daß ich so weit kommen konnte, verdanke ich einem gütigen Geschick, das mir zur rechten Zeit den für mich richtigen Therapeuten über den Weg geschickt hat. Das war vor mehr als 12 Jahren, einen Tag nach meiner Brustamputation, also noch am Krankenbett. Es ging mir seelisch sehr schlecht, und so veranlaßte mein Arzt, daß ich therapeutische Hilfe bekam.

Damals begann meine langjährige Psychotherapie, und darüber möchte ich heute sprechen.

Der psychische Beistand, den ich in diesen schweren Jahren hatte, war natürlich mein größter Krankheitsgewinn. Es gab aber für mich vom Start weg auch einen unmittelbaren Therapiegewinn, nämlich Zuwendung; Zuwendung von der Art, wie ich sie zu Beginn meines Lebens gebraucht hätte. Und ich betrachte auch den Beginn meiner Therapie als zweiten Startversuch ins Leben; und der ist auf Anhieb geglückt.

Was dann folgte, das betrachte ich als ersten großen Schritt zu meiner Gesundung: Alle Erfahrungen in der Therapie waren für mich völlig neu, und so empfand ich sie bald als großes Abenteuer: sehr spannend, sehr aufregend. Natürlich auch verwirrend und mit großer Angst verbunden. Aber nun war ich neugierig geworden, wie es mit mir weitergeht, und um nichts in der Welt hätte ich damals abtreten wollen.

Bedenken Sie, was das bedeutet: Vom eigentlichen Therapieziel noch weit entfernt und sicherlich in einer gefährlichen und kritischen Phase meiner Erkrankung, in der sich vieles entscheidet, da hatte ich das Beste, was ich in dieser Situation überhaupt haben konnte, nämlich einen wichtigen Grund, um weiterleben zu wollen. Daß das vorerst die Therapie an sich war, ist nicht von Belang. Entscheidend ist, daß ich mich in dieser Zeit so lebendig fühlte wie schon lange nicht mehr.

Und das war ja der Krebsschaden in meinem alten Leben, daß ich mich aus vielen Gründen, die zum Teil in die Kindheit zurückgehen, kaum mehr lebendig fühlte, obwohl ich am Leben war. Irgendwann hatte ich resigniert, das bedeutete, daß mein inneres Wachstum zum Stillstand gekommen war.

Und diese Arbeit, dieses Wachstum haben dann meine Krebszellen für mich übernommen.

Wie ging es nun weiter? Durch die psychische Unterstützung fühlte ich mich in relativ kurzer Zeit so stark – später war das dann auch immer wieder anders – jedenfalls damals fühlte ich mich stark genug, um meine Chemo- und Hormontherapie abzubrechen; natürlich gegen den Widerstand meiner Ärzte. Die Strahlentherapie hatte ich noch in voller Länge über mich ergehen lassen. (Heute weiß man, daß dieses profilaktische Bestrahlen bei Brustkrebs die Rückfallsquote kaum beeinflußt.) Allerdings hatte ich in den kommenden Jahren immer wieder andere schwere Erkrankungen und Unfälle, die meistens auftraten, wenn ich trotz Therapie mit Krisen über längere Zeit hin nicht fertig werden konnte. Aber Krebs war es nicht mehr.

Wodurch hat nun diese Therapie gewirkt und was hat sie bewirkt?

Um das zu veranschaulichen, möchte ich Ihnen jetzt eine Therapiestunde schildern. Ich bitte Sie also, sich vorzustellen, wie mein Therapeut und ich einander gegenübersitzen; er in seinem Ledersessel, ich am äußersten Rand einer Couch. Ich bin in großer Anspannung, halte den Atem an und bringe kein Wort hervor. Denn ich werde im Moment beherrscht von zwei gleich starken aber widerstreitenden Gefühlen: Auf der einen Seite ist da ein heftiges kindliches Verlangen, einmal von meinem Therapeuten richtig gehalten zu werden; ein Wunsch, der spontan durch einen guten Kontakt während unseres Gesprächs entstanden ist. Und andererseits ist da ein ebenso heftiger Widerstand gegen dieses Gefühl. Das Verlangen geht vom kleinen Kind in mir aus, der Widerstand, die Hemmung von der erwachsenen Frau. Ich schäme mich, daß ich so bedürftig bin; ich gehe ja auf die 50 zu, ich habe graue Haare, und ich fühle mich wie so oft eben zu alt, zu groß, zu plump, einfach unzulänglich, und ich wünsche mir im Moment glühend, anders zu sein: jünger, zierlicher, mit mehr Liebreiz und vor allem kleiner, viel kleiner; ich habe die Vorstellung, daß ich dann eher im Arm des Therapeuten Platz hätte.

So aber empfinde ich meine Bedürftigkeit nur als Bedrohung; sie ist mir peinlich, sie ist unpassend, unzeitgemäß, sie ist demütigend für mich, und sie wird mir den letzten Rest von Würde nehmen.

Von meinem Therapeuten höre ich die ganze Zeit kein Wort. Also schaue ich schließlich auf und begegne seinem Blick. Und plötzlich ist mein Vertrauen da und der Mut, mir das zu holen, was ich im Moment so dringend brauche. Und endlich werde ich gehalten, und für kurze Zeit fühle ich mich geborgen. Es ist ein schönes, aber ungewohntes Gefühl. Gleich danach fange ich haltlos zu weinen an und kann lange Zeit nicht damit aufhören.

Irgendwann bin ich dann leergeweint und sehr erschöpft, aber von einem großen Druck befreit.

Ich möchte nun näher auf dieses Beispiel eingehen; es war auch in der Therapie immer wichtig, daß ich nachvollziehen konnte, was da mit mir geschehen war und was es bedeutete.

Da war erstmals meine Fähigkeit, einen bedrohlichen Wunsch überhaupt hochkommen zu lassen und ihn stark und deutlich zu spüren. Von klein auf hatte ich Techniken entwickelt, um das zu verhindern. Diesmal konnte ich jedoch dieses Muster durchbrechen und mir dann auch meinen Wunsch erfüllen.

Möglich war das alles durch das Vertrauen zu meinem Therapeuten und durch seine Haltung mir gegenüber.

Durch das Gehaltenwerden ist dann ein alter, lange unterdrückter Schmerz zum Vorschein gekommen. Schlagartig und mit großer Gewißheit erkannte ich in diesem Moment: da bin ich seinerzeit leer ausgegangen. Und dieses Bewußtwerden hat die Erschütterung und das Weinen ausgelöst.

Was haben diese Erfahrungen in mir verändert und bewirkt? Jetzt im Rückblick kann ich das beurteilen:

Durch das Angenommenwerden und das Ausbleiben der befürchteten Zurückweisung konnte ich mit etwas mehr Vertrauen auf andere Menschen zugehen.

Und da ein alter Schmerz befreit und so ein Stück belastender Vergangenheit abgeschlossen werden konnte, war ich nachher einfach leichter unterwegs und vor allem fähig, Neues vorbehaltsloser anzupacken.

Natürlich konnten nicht alle Konflikte so einfach und an Ort und Stelle und schon gar nicht ein für alle Mal gelöst werden. Meine Bewährungsproben mußte ich schon draußen im Alltag bestehen. Das hieße auch, lernen, mit Versagungen umzugehen; übrigens durchaus auch in der Therapie. Wenn ich etwa mit meinem Weinen etwas vermeiden oder eine vorschnelle Tröstung erreichen wollte, dann blieb mein Therapeut ungerührt.

Ich hoffe sehr, daß ich mit diesem konkreten Beispiel, das natürlich nur ein Teilbereich, aber einen wichtigen Bereich abdeckt, daß ich mit diesem Beispiel deutlich machen konnte, wie es mir möglich war, meine Krankheit zu bewältigen; nämlich durch Verarbeitung der Leiden und Umstände, die zu dieser Erkrankung geführt haben.

Selbstverständlich habe ich noch sehr viel zusätzlich unternommen: von der Kostumstellung bis zu alternativen Heilmethoden, von der Meditation bis zum Tanzen nach der Trommel, und später dann, am wichtigsten, meine Teilnahme an diversen Gruppen, Seminaren etc. Alles war hilfreich und bedeutsam zu seiner Zeit. Das wesentliche Rüstzeug aber habe ich durch meine Therapie mitbekommen. Wobei ich nicht die Unterscheidung mache: Hier die Therapie und draußen das Leben. Die Therapie war und ist Teil meines Lebens; noch dazu ein Teil, den ich nicht nachträglich mühsam bewältigen mußte.

Nun möchte ich noch kurz zusammenfassen, wie mein Leben jetzt, wo ich auf eigenen Beinen stehe, aussieht, denn ich denke mir, daß das die größte Aussagekraft hat.

Entscheidend ist für mich, daß ich mich nicht mehr ausgeliefert fühle, daß ich mir zu helfen weiß. Das heißt nicht, daß ich jetzt drauflos leben kann. Ich bin ja kein völlig neuer Mensch geworden, sondern habe Anteile von früher in mir, die ich beachten muß, um alte Fehler zu vermeiden. Das ist manchmal anstrengend, aber nur so komme ich weiter.

Mein Mann hat diese schwere Zeit mit mir durchgestanden. Unsere Ehe hat gehalten, auch wenn wir einige Male am Aufgeben waren. Manchmal konnten wir unsere Konflikte trotz endloser Gespräche und Debatten nicht lösen. Dann bestand mein Mann darauf, in eine meiner Therapiestunden mitzukommen; auch das war möglich und hat uns immer weitergeholfen. Inzwischen sind wir beide in Pension und haben dadurch sehr viel weniger Streß. Wir betreuen unsere beiden Wohnsitze und arbeiten viel im Freien. Mir sind meine Hobbys Filmen und Fotografieren wichtig.

Mein Sohn hat sich von mir abgenabelt und ich mich von ihm; zumindest stehe ich kurz davor.

Ich habe neue Freunde gewonnen und durch meine Veränderung alte verloren; das schmerzt mich, aber ich fühle mich heute nicht mehr gleich in Frage gestellt, wenn etwas zu Ende geht.

Ich nehme nicht mehr alle Schuld auf mich und weise sie auch nicht ganz von mir. Ich versuche, meinen Anteil zu sehen und dafür gradzustehen.

Ich habe einige Illusionen ganz aufgegeben und anderes erreicht, was ich früher nicht für möglich gehalten hätte.

Ich setze mich nicht mehr unter Druck, wenn ich nicht so empfinden kann, wie das andere von mir erwarten und wie ich mir das selbst oft wünsche. Ich kenne heute die Ursachen; ich brauche sie kaum mehr für Schuldzuweisungen und zur Rechtfertigung, aber es erleichtert mich, zu wissen, warum ich nicht oder noch nicht zu mehr fähig bin.

Etwas, was Wolf Büntig im Vorjahr hier angesprochen hat, habe ich mir zu Herzen genommen: Ich versuche, andere Menschen, und hier vor allem, die mir nahestehen, ich versuche, diese Menschen und das Leben das sie führen oder geführt haben, zu respektieren. Das ist etwas, was mir inzwischen ganz gut gelingt, und ich bin erstaunt, wie durch diese Einstellung auch andere gute Gefühle möglich sind. Dazu kommt, daß ich jetzt, wo alle Bitterkeit heraußen ist, durchaus das Gute sehen kann, das ich in meinem alten Leben zweifellos auch hatte.

Ein Letztes noch: Ich bin viel toleranter als früher, ich kann mehr Kompromisse eingehen, aber ich spüre heute deutlicher, wann ich zu mir stehen und wann ich das tun muß, was mir entspricht.

Wenn mir das gelingt, und trotz aller Rückfälle und Schwierigkeiten gelingt es mir immer besser, dann habe ich ein Gefühl, für das ich seit dem Kongreß hier im Vorjahr auch die passende Bezeichnung habe, dann habe ich ein Gefühl von Autonomie, ein Gefühl von innerer Stärke.

Und damit bin ich beim Schlußsatz;

Mein Krebs und meine Therapie sind für mich untrennbar miteinander verbunden. Die Erschütterung durch diese Krankheit hat mich erst bereit gemacht für eine Therapie, und erst durch diese Therapie, erst mit Hilfe meines Therapeuten konnte ich die Chance, die diese Krankheit ja darstellt, auch als solche erkennen und für mein Leben nützen.

Herr Dr. Linemayr, ich bedanke mich bei Ihnen und bei der ÖGPO, daß ich Gelegenheit hatte, hier wieder zu sprechen; es war mir ein großes Anliegen.

Und Ihnen danke ich herzlich für's Zuhören.

Die Krankheitsverarbeitung bei krebskranken Kindern und ihren Familien

B. Prochaska und E. Pauli

Die Krankheitsverarbeitung bei krebskranken Kindern ist sehr unterschiedlich. Um die individuelle Art darzustellen, möchten wir drei Beispiele bringen.

Die Familie C. hat 3 Kinder. Zum Zeitpunkt seiner Krebserkrankung ist *Stefan* 4 1/2 Jahre, Michael ist 6 Jahre und Lukas ist 5 Monate. Nach der langen Zeit der Ungewißheit vorher empfinden die Eltern die Diagnosestellung eines Wilmstumores als Erleichterung. Leider stellt sich heraus, daß der Tumor sarkomatöse Anteile hat, die Prognose dadurch schlechter ist und eine längere Chemotherapie notwendig ist. Stefan tröstet seine Eltern. Er meint: „Das müssen wir halt machen, ich will kämpfen."

Daran sieht man, wie wichtig es ist, daß die Kinder, natürlich in altersgemäßer Sprache, über ihre Erkrankung aufgeklärt werden. Das gibt auch den kleinen Kindern die Möglichkeit, aktiv mitzuarbeiten. Stefan ist überhaupt sehr interessiert, was mit ihm geschieht. Er will alles genau erklärt haben. Mit der Zeit verhandelt er mit den Ärzten, welches die beste Vene zum Stechen ist.

Immer mit von der Partie ist „Hase". Das ist ein ehemals weißer Stoffhase. Er ist bei jeder Untersuchung, Punktion usw. dabei. Hase bekommt von Stefan Venflons und Infusionen. Er hat ständig Verbände und wird von Stefan auch abgehorcht. Hase bekommt von Stefan praktisch dieselbe Behandlung wie er selbst und übersteht sie gemeinsam mit ihm. Außerdem erzählt sich Stefan Geschichten. Er fliegt zum Beispiel mit einem Schmetterling auf den Großvenediger. Wenn Stefan aus dem Krankenhaus nach Hause kommt, erzählt er seinem Bruder Michael, was er erlebt hat. Danach will er nicht mehr drüber reden und die Brüder spielen.

Für Michael ist es nicht leicht, wenn Stefan und die Mama im Spital sind. Michael sagt einmal „Ständig Krankenhaus, ständig Therapie, da kann man anfangen, diese Sache zu hassen." Michael hat immer schon gerne gezeichnet. Jetzt zeichnet es besonders viel, während Stefan im Spital ist. Michael ist in der Schule aggressiv und wird zu einer Psychologin geschickt. Dort macht er – nach seinen Worten: „Was man halt so macht mit einer Psychologin, zeichnen und spielen."

Im Religionsunterricht wird darüber gesprochen, daß Gott immer hilft, man muß nur daran glauben. Auf Michaels Frage, warum dann sein Bruder Krebs hat, bekommt er zur Antwort: „Das gehört jetzt nicht zum Programm." Michael entwickelt nach Beendigung der Behandlung von Stefan dieselben Symptome wie dieser zu Beginn seiner Erkrankung. Er hat Bauchschmerzen und auch ein Exanthem. Die Eltern gehen mit ihm zum Arzt und in die psychosomatische Ambulanz. Nachdem der Arzt Michael erklärt, daß alles in Ordnung ist und er gesund ist, verschwindet der Ausschlag, und die Bauchschmerzen hören auf.

Lukas wächst damit auf, daß sein Bruder krank ist. Für ihn gehört das zum normalen Familienleben.

Die Mutter ist nach der Diagnose erst einmal erleichtert. Sie hat das Gefühl, jetzt kann sie etwas tun. Sie ist immer mit Stefan aufgenommen und nimmt aktiv an der Pflege teil. Außerdem findet sie auf der Station Gesprächspartnerinnen. Die Mutter spricht offen über ihre Gefühle und Befürchtungen. Zuhause organisiert sie das Familienleben neu. Für die Geschwister müssen Betreuungspersonen gesucht werden. Nach Abschluß der Behandlung von Stefan fühlt die Mutter eine große Leere. Sie ist seelisch erschöpft, hat aber auch plötzlich „zuviel Zeit". Die Mutter braucht einige Zeit, um sich zu erholen.

Der Vater arbeitet in der Zeit von Stefans Erkrankung fast mehr und intensiver. Er zieht sich in sich zurück und spricht kaum über seine Gefühle. Er fängt einen Sprachkurs an. Die Unterlagen nimmt er auch mit, wenn er am Wochenende bei Stefan im Spital ist.

Die Partnerschaft der Eltern ist sehr belastet. Sie leben – notgedrungen – nebeneinander her, können nichts gemeinsam unternehmen. Die Beziehung ist grundsätzlich nicht gefährdet. Vor allem auch, weil beide die unterschiedliche Krankheitsverarbeitung des Partners akzeptieren. Nach dem Ende der Behandlung Stefans müssen sie sich aber bewußt wieder um neue Gesprächsthemen bemühen, gemeinsame Unternehmungen pflegen.

Die Großeltern väterlicherseits wollen nicht wahrhaben, daß Stefan

Krebs hat. Es gab Streitereien, sie haben sich eher zurückgezogen. Stefan geht inzwischen in die Schule. Er mag über seine Krankheit nicht mehr reden. Er hat's schon „vergessen."

Anja: Anja kam mit acht Jahren aus Polen nach Wien. Dieser Wechsel markierte eine gravierenden Einschnitt in ihrem Leben: Andere Sprachen, neue Schule, neue Freunde etc. Die Eingewöhnung hier dauerte lange, und Anja hoffte immer, irgendwann wieder in ihre Heimat zurückkehren zu können.

Als Anja elf Jahre alt war, fielen ihr erstmals kleine Knötchen in der Leistengegend auf – nachdem sie aber immer schon größer als ihre gleichaltrigen Freundinnen war und auch ihre körperliche Entwicklung schon früh einsetzte, maß sie dem keine große Bedeutung bei. Da die Knötchen allerdings relativ rasch zu zwetschkengroßen Knoten heranwuchsen, wurde Anja in einem Spital in Polen untersucht und es wurde ein perigenitales Rhabdomyosarkom festgestellt. Nachdem Anjas Mutter das nicht glauben konnte und wollte, wurden die Untersuchungen im AKH in Wien wiederholt und die Diagnose bestätigt. Vom AKH wurde Anja dann ins St.-Anna-Kinderspital überwiesen. Bis zu diesem Zeitpunkt wußte sie nichts von ihrer Erkrankung.

Anja erinnert sich, als sie das erste Mal auf die Station im St. Anna kam, sagte sie zu ihrer Mutter: „Ich dachte, nur Kinder mit Krebs hätten keine Haare." Als dann mit Anja über ihre Krankheit und deren Behandlung gesprochen wurde, war für sie erstmal das Allerschlimmste, daß sie ihre Haare verlieren würde. Die Diagnose „Krebs" war zu diesem Zeitpunkt zweitrangig.

Dann wurde mit der Behandlung begonnen: Chemotherapie, Operation und Bestrahlung.

Der Umgang der Familie mit der Krankheit war sehr ausdrucksstark und temperamentvoll – da konnten schon mal die Fetzen fliegen.

Anjas Mutter ist eine sehr resolute und willensstarke Frau, die Anja in Zeiten der Schwäche sehr streng zum Durchhalten und Weitermachen angehalten hat. In diesem Moment hat Anja, wie sie im Nachhinein sagt, ihre Mutter regelrecht gehaßt.

Bei Anja selbst war auffallend, daß sie ihre Schmerzen, ihre Ängste und ihren Frust immer sehr deutlich, ja richtig theatralisch zum Ausdruck gebracht hat. Gleichzeitig hatte Anja immer eine sehr offene Art und einen außergewöhnlichen Charme, mit dem sie die Schwestern und Ärzte betörte.

Nach einem Jahr hatte es Anja dann geschafft, die Therapie war beendet. Ihr war zwar klar, daß es nun kein endgültiges Zurück nach Polen mehr gab, aber sie nahm recht schnell ihr übliches Leben wieder auf. Und sie war überzeugt, es geschafft zu haben!

Ca. $1^1/_2$ Jahre später spürte Anja einen Knoten in der linken Brust und sie wußte sofort, daß der Krebs wiedergekommen war.

Das war dann leider auch so, die Untersuchung ergab: Rezidivtumor in der li Mamma.

Erst nach vielen Gesprächen war Anja bereit, es nochmals zu versuchen, den Kampf nocheinmal aufzunehmen. Allerdings handelte sie sich aus, vor Therapiebeginn noch am geplanten Schulschikurs teilnehmen zu dürfen. Dort traf sie mit ihren Mitschülerinnen die Abmachung, im nächsten Jahr wieder mit dabeizusein.

Überhaupt hat Anja bei der 2. Behandlung begonnen, erstmals zu verhandeln, natürlich mit dem ihr eigenem Charme.

Während der Rezidivtherapie – wieder Operation, Chemotherapie, Bestrahlung und diesmal auch eine autologe Transplantation – hatte Anja sehr große medizinische Probleme, sie wurde sogar einmal reanimiert. Anja selbst erinnert sich nur sehr schleierhaft an diese Zeit, sie sagt, zurückblickend ist es so, als ob sie die ganze Zeit gar nicht richtig in ihrem Körper gewesen wäre.

Schließlich hat Anja es auch das zweite Mal geschafft. Am 2. Schulschikurs hat sie, wie abgemacht, wieder teilnehmen können.

Jetzt geht es Anja gut, auf die Frage, was sich denn durch die Krankheit in ihrem Leben geändert hat, antwortet sie, daß sie sich viel reifer fühlt als ihre Altersgenossinnen, und daß sie es vermeidet, Pläne für die Zukunft zu schmieden, sondern versucht, ganz im Hier und Jetzt zu leben.

Paul: Paul erkrankte mit $15^1/_2$ Jahren an einem Osteosarkom am li Oberschenkenknochen.

Sein Umgang mit der Krankheit war recht lässig. Paul hatte einen großen Freundeskreis und eine große Familie und war daher stets umsorgt.

Kurz vor Therapieende hatte er die Idee, ein Fotoalbum zu gestalten. Ausschnitte davon werden Sie nun sehen. Außerdem hat er noch einen Text dazu gedichtet, auch diesen darf ich Ihnen hier vorlesen:

10 kleine Chemos,
die sind leider fix,
die 10te ist ein Cisplatin
das macht mir aber nix!

9 kleine Chemos,
das ist ziemlich cool
die 9te ist besonders gelb,
sieht aus wie ein Red-Bull.

8 kleine Chemos,
mir geht es immer besser,
die 8te greift besonders gut,
ich muß nicht unters Messer.

7 kleine Chemos,
das ist wirklich fies,
die 7te ist zwei Tage lang,
hoffentlich fühl ich mich nicht mies!

6 kleine Chemos,
das war schon wie WOODUU,
bei der 6ten brauchten sie viel Harn,
ich mußte stündlich LULU.

5 kleine Chemos,
es würde mich schon reizen,
bei der 5ten ist mir nicht so schlecht,
jetzt ein Tschickerl anzuheizen.

4 kleine Chemos
jetzt höre ich schon schlecht,
die 4te ist nun kein Cisplatin,
mir ist schon alles recht!

3 kleine Chemos,
noch umschwirren mich die Doktoren,
die 3te bringt mich wieder ins Bett
ich fühle mich ganz verloren.

2 kleine Chemos
da bleib ich lange auf,
bei der 2ten sind liebe Schwestern da,
da halt ich mich im Raucherkammerl auf.

1kleine Chemo,
ich muß noch einmal reihern,
die letzte macht mir nicht sehr viel,
denn nachher kann ich feiern.

Hinweise für Autoren des wissenschaftlichen Teils

Manuskripteinsendungen bitte an die Adresse der Österreichischen Gesellschaft für Psychoonkologie, Berggasse 20/25, A-1090 Wien.

Manuskripte sind in 3facher Ausfertigung, 1,5zeilig, maschingeschrieben einzureichen (wenn am IBM-kompatiblen PC erstellt [DOS-Betriebssystem], 3,5″-Diskette und Ausdrucke wie oben mitzusenden).

Die Manuskripte dürfen nicht anderswo publiziert oder zur Publikation eingereicht worden sein. Ein Exemplar verbleibt bei der Redaktion.

Die Manuskripte sollen kurz und präzise abgefaßt und möglichst durch Zwischenüberschriften gegliedert sein. Die Gliederung des gesamten Manuskriptes immer in dieser Reihenfolge: Titel, Autor(en)namen, Kurzfassung, Schlüsselwörter, abstract, keywords, Text, zitierte Literatur (alphabetisch geordnet), eine Korrespondenzadresse mit vollständigem Namen aller Autoren sowie Institutionen bzw. beruflicher Tätigkeit.

Zitierte Literatur in üblicher Form: sämtliche Autorennamen und Vornamen, Jahreszahl, Titel, Zeitschrift, Band, Seiten.

Wörtliche Zitate sind mit Seitenangaben zu belegen.

Abbildungen können nur in Ausnahmefällen veröffentlicht werden.

SpringerMedizin

Österreichische Gesellschaft für Psychoonkologie (Hrsg.)

Jahrbuch der Psychoonkologie 1995

1995. 7 Abbildungen. VII, 167 Seiten.
Broschiert DM 48,–, öS 336,–
ISBN 3-211-82753-6
Jahrbuch der Psychoonkologie

Inhaltsverzeichnis:
Integration psychoonkologischer Kompetenz im Krankenhaus: U. Schlömer-Doll, M. Frost: Leben mit dem Abschied – Ein Fortbildungsseminar zur Kompetenz- und Gesundheitsförderung für Pflegepersonal und Medizinisch-Technische Assistenten; M. Kopp, H. Schweigkofler, B. Holzner, H. Oberbauer, B. Sperner-Unterweger: Psychoonkologie im Krankenhaus: Integrationsmöglichkeiten und Erfahrungen; K. Fritzsche, A. Wittich, W. Weidmann, B. Murjahn, A. Hartmann, M. Wirsching: Teamsupervision auf der onkologischen Akutstation – eine unmögliche Aufgabe? B. Hladschik, W. Lischka, G. Weinländer, M. Hexel, O. Frischenschlager: Einstellungsänderungen von Studierenden gegenüber Krebskranken nach einem Praktikum zur Betreuung onkologischer Patienten
Ambulante psychoonkologische Versorgung: D. Baldauf: Psychoonkologische Beratungsstelle – Projektbericht
Therapeutische Ansätze in der Psychoonkologie: M. Hartmann: Katathym-imaginative Psychotherapie und Imaginationstechniken in der Psychotherapie Krebskranker
Vorträge der Jahrestagung der Österreichischen Gesellschaft für Psychoonkologie in Bad Ischl: G. Linemayr: Von der Lebensmelodie Le Shan's zum Autonomiekonzept; W. Büntig: Krebs im Lebenszusammenhang aus der Sicht der Humanistischen Psychologie; H.P. Bilek: Die Krebserkrankung und der Tod als Kommunikationsproblem; I. Wilhelm: Ohne meinen Krebs wäre ich längst gestorben

SpringerWienNewYork

P.O.Box 89, A-1201 Wien • New York, NY 10010, 175 Fifth Avenue
Heidelberger Platz 3, D-14197 Berlin • Tokyo 113, 3-13, Hongo 3-chome, Bunkyo-ku

Springer-Verlag und Umwelt

ALS INTERNATIONALER WISSENSCHAFTLICHER VERLAG sind wir uns unserer besonderen Verpflichtung der Umwelt gegenüber bewußt und beziehen umweltorientierte Grundsätze in Unternehmensentscheidungen mit ein.

VON UNSEREN GESCHÄFTSPARTNERN (DRUCKEREIEN, Papierfabriken, Verpackungsherstellern usw.) verlangen wir, daß sie sowohl beim Herstellungsprozeß selbst als auch beim Einsatz der zur Verwendung kommenden Materialien ökologische Gesichtspunkte berücksichtigen.

DAS FÜR DIESES BUCH VERWENDETE PAPIER IST AUS chlorfrei hergestelltem Zellstoff gefertigt und im pH-Wert neutral.

GPSR Compliance

The European Union's (EU) General Product Safety Regulation (GPSR) is a set of rules that requires consumer products to be safe and our obligations to ensure this.

If you have any concerns about our products, you can contact us on ProductSafety@springernature.com

In case Publisher is established outside the EU, the EU authorized representative is:

Springer Nature Customer Service Center GmbH
Europaplatz 3
69115 Heidelberg, Germany

Batch number: 10815964

Printed by Printforce, the Netherlands